AF328104

# RECHERCHES
## CRITIQUES ET PRATIQUES

### Sur la Nature et le Traitement

# DE LA FIÈVRE TYPHOÏDE

PAR

## LE D<sup>r</sup> LHUILLIER

Ancien aide de clinique à la Faculté de médecine de Strasbourg,
lauréat de l'Université, membre correspondant
de la Société de médecine du Bas-Rhin.

Tout livre est intéressant quand il nous fournit des principes conformes aux opérations de la nature, ne contiendrait-il même que quelques réflexions suffisantes pour compléter une observation, ou pour devenir comme le germe de différentes pensées plus étendues et plus sublimes.

ZIMMERMANN, *Traité de l'Expérience.*

NANCY

Imprimerie et Lithographie de NICOLAS, passage du Casino.

—

1856

# AVANT-PROPOS.

A Monsieur le Professeur Forget.

Monsieur et très-honoré maître,

En méditant votre si remarquable disquisition
sur la valeur des axiomes en médecine (1), je me suis
demandé si la cause de toutes ces erreurs qui ram-
pent comme des racines stériles dans le champ de
la science, n'était pas inhérente à l'esprit humain
et à sa condition de travail terrestre, et je me suis
mis à douter du pouvoir réellement progressif et
initiateur de l'humanité.

Lorsque l'on voit en effet l'esprit humain s'agiter
sans cesse dans le même cercle, revenir forcément
à son point de départ après l'avoir cru orgueilleu-
sement rejeté bien loin, on est tenté de croire que
les sciences, ces grâces accordées primitivement aux

(1) *Union médicale.* — Examen des aphorismes *contraria contra-
riis*, etc.

hommes par les dieux, ne peuvent se passer jamais de leur direction suprême, et que c'est d'elle qu'elles reçoivent une à une leurs conquêtes. On est ramené à faire remonter ses croyances vers cette source de la vérité, lorsque l'on considère l'impuissance et la stérilité à laquelle aboutissent chaque jour tant d'efforts, tant d'impatiences, tant de triomphes éphémères; et d'un autre côté lorsque l'on considère cette transmission des connaissances de peuple à peuple, d'homme à homme, cette influence qu'un temps exerce sur celui qui le suit ou sur l'homme de génie qui le dirige; lorsque l'on considère en un mot cet héritage qui passe à travers le siècle immuable dans son essence, est-il difficile de croire que la science subisse constamment dans son évolution l'influence mystérieuse de sa céleste origine?

Que si l'homme a tant de puissance et d'initiative, d'où vient qu'il se laisse si facilement enlever par l'indifférence et l'erreur ce qu'il avait conquis après tant de lentes et pénibles épreuves; d'où vient que la vérité du jour remplace si souvent en lui la vérité de la veille? Ce pouvoir progressif et initiateur n'existe donc qu'à la surface; au fond, il est dominé par une fatalité qui arrête ses élans, qui renverse ses prévisions. Et en effet, l'histoire nous montre la fatalité partout et toujours compagne de la liberté. Quoi de plus fatales que ces périodes qui règlent la marche de la science et la font briller et pâlir à ses heures ; est-on , quand on le veut, humoriste, vitaliste, solidiste ; est-on, quand on le veut, brûlé par la foi ou dévoré par le doute? Non, il survient dans la vie scientifique des peuples des entraînements irrésistibles ou des temps d'arrêt fixes auxquels l'intelligence des hommes ne résiste jamais sans un moment de vertige, et, l'histoire à la main, on recommence souvent les mêmes erreurs et les mêmes écarts.

Ce n'est pas à dire cependant que ses leçons soient vaines ; et si elle nous enseigne où se cachent les écueils, elle peut nous apprendre aussi à préparer de nouvelles issues, de plus larges horizons, en nous révélant les péripéties de la période à laquelle nous appartenons et les conséquences qui en peuvent dériver. L'histoire en nous montrant quelles sont les époques de réaction, peut nous aider à sortir des idées qui s'affaissent pour entrer dans celles qui s'élèvent ou doivent prochainement dominer.

La médecine, disait-on (1), en est à une époque d'anarchie; le doute, l'indécision et la peur frappent les esprits ; et l'on courbe asiatiquement la tête sous la venue de ces trois fléaux, en attendant qu'un hardi novateur nous ramène à la foi et retrempe nos courages. Mais comment revenir à la

_______

(1) *L'union médic.* 1851.

foi ; on y est aujourd'hui moins disposé que jamais ; les esprits sont encore trop courbés sur les travaux de l'analyse, travaux qui, pour le dire en passant, enlèvent à la science par leurs exigences, une partie de son caractère de grandeur et de simplicité.

Tout novateur doit avoir ses précurseurs qui l'annoncent et préparent sa venue ; où sont-ils ? on ne les voit nulle part. Cette mission est peut-être réservée à la jeune génération médicale actuelle ; car ne doit-elle pas être fatiguée bientôt de cette froide étude dans laquelle un chiffre devient pour un jour une loi, un fait, un principe, étude qui ne conclut jamais et qui semble ne devoir se réjouir que des ruines qu'elle prépare ; ne doit-elle pas être fatiguée d'une époque où l'autorité isolée et sans appui ne soutient plus la conscience, ne fortifie plus l'inspiration juvénile et s'enfuit devant les usur—pations de l'individualisme ? C'est donc à elle, plus altérée que jamais de croyances salutaires, qu'il appartient de préparer la venue d'un novateur ; et elle n'a rien à craindre de sa domination, quelle qu'elle soit, car on ne lui a pas encore démontré jusqu'aujourd'hui que la liberté seule et sans *contrepoids* soit plus que l'autorité favorable à l'édification d'une ère scientifique nouvelle.

Mais que fera ce novateur ? apportera-t-il dans l'arène la verve et la fougue qui naguère ont jeté tant d'éclat ? Non, il opérera, comme Hippocrate, une nouvelle synthèse ; il renversera les idoles des faux dieux, il détruira l'opiniâtreté dans des convic-- tions de convention, il fera taire cette concurrence passionnée qui produit au-delà du besoin, il donnera la vie à tous ces matériaux épars de l'analyse en les coordonnant ; en un mot, il transportera encore une fois la philosophie dans la médecine, il sera généralisateur.

C'est dans cette voie que doit marcher la jeunesse médicale, c'est vers la généralisation, la synthèse qu'elle doit diriger ses tendances au moyen d'un éclectisme, non pas aveugle, mais raisonné, prudent et sévère. L'éclectisme, je l'avoue, ne doit pas être un système, mais il peut devenir un moyen, une méthode même, en s'appuyant sur cet « organicisme large et conciliant, libéral, qui, loin de confisquer tous les éléments au profit d'un seul, sait faire la part des solides, des humeurs et même des impondérables (1). »

L'éclectisme n'est donc qu'une manière de procéder ; mais ce qui le rend utile et lui donne de la force, c'est que par lui on frappe l'exclusivisme, les prétentions outrées ou les doctrines trop ambitieuses, pendant que les idées deshéritées ou remises en oubli obtiennent une place au foyer commun : la synthèse accomplie, la lumière faite, il n'y a

______

(1) *Profes. Forget.* — Prodromes de médecine.

plus à s'en embarrasser, il s'éteint de lui-même et disparaît.

Ainsi, par exemple, quand il s'agit de l'entérite folliculeuse, on nie l'inflammation, on nie la pudridité des humeurs, on nie la valeur des lésions intestinales, et pourtant tout cela y apparaît ; et il faudra bien, si l'on veut faire un pas, accomplir un progrès, classer ces faits et leur assigner leur part d'influence dans cette vaste et complexe unité morbide, dont le nom seul reste encore comme un sujet de discordes.

Ce qui doit surtout aider cette méthode, c'est l'emploi attentif et réfléchi des plus brillantes facultés de l'entendement ; un jour on se servira certes plus habilement que nous, du raisonnement, de l'hypothèse, de la comparaison, de l'analogie, facultés qu'un honorable membre de l'Académie regardait comme des instruments perfides et menteurs en médecine, comme si elles étaient responsables des illusions des sens et des erreurs de l'imagination, qui n'appartiennent réellement qu'à l'imperfection de l'art d'observer.

Il n'y a rien à craindre de leur intervention ; au contraire, elle doit être facilement acceptée ; car un doute incarné nous met suffisamment en garde contre leurs écarts, et nous ne sommes plus d'ailleurs dans ces époques de foi où l'esprit avide et confiant s'enthousiasme aussi bien de la vérité que de l'erreur.

L'hypothèse joue dans l'évolution des sciences le rôle que la foi et la vision accomplissent dans le domaine des idées supérieures ; l'hypothèse entrevoit des vérités que n'éclaire encore qu'un faible crépuscule, elle s'élance jusqu'à elles et les ramène à terre ; mais l'hypothèse ne juge pas en dernier ressort, les défiances sceptiques qui la combattent sont donc superflues. Après l'hypothèse, l'observation, l'expérience, l'analyse, l'expérimentation et surtout le temps, viennent consacrer les vérités entrevues et leur assigner une place plus ou moins large dans les croyances de la raison. N'est-ce pas ainsi du reste que procède la vie littéraire de tous les peuples ? Pourquoi donc tous ces dédains à l'encontre de l'usage de cette faculté dans l'étude des sciences médicales ? Pourquoi la rendre responsable des erreurs qui accompagnent de tous temps les travaux de l'esprit humain ? Les plus admirables découvertes n'ont-elles pas été des hypothèses avant de devenir des réalités ?

Non seulement on récuse la participation des plus belles facultés de l'entendement au déploiement de la science, mais on rejette encore l'héritage transmis par nos prédécesseurs. Cette histoire qui se déroule si lentement et dans le cours de laquelle un éminent professeur nous montre les idées s'élaborant, s'éclaircissant à travers la succession des travaux humains, les plus belles découvertes montrant déjà des racines lointaines, et pour ainsi dire profondément incluses dans l'antiquité, cette histoire ne paraît plus, à certains esprits, qu'un assemblage de fables plus ou moins obscures ou ingénieuses.

Cette soif de positivisme au lieu de donner à la science plus de solidité et de force, ne fait que resserrer ses limites, et raccourcir son essor, tout en nous conduisant au doute et à l'individualisme. C'est à cause d'elle que chacun, répétant avec Bacon : *instaurenda est ab imis scientia*, s'efforce de tout passer au creuset de son expérience et de son travail intime. On passe ainsi sa vie à se créer son Dieu et son autel, et si une lumière nouvelle ne surgit pas bientôt, cet orgueil n'aboutira qu'à perpétuer les ténèbres et la confusion, et à répéter les mêmes illusions sans cesse poursuivies et adorées, puis déplorées et maudites.

Evidemment il faut se hâter de sortir de ces négations tour-à-tour victorieuses, de ces incertitudes que l'on décore du nom de progrès et qui ne sont que les impuissances du doute ; il nous faut, après une ère d'analyse si fébrile, une ère d'un travail réparateur dont le but sera une synthèse ; or, le seul moyen d'y arriver, c'est l'éclectisme. Il faut bien le remarquer, l'éclectisme a précédé toutes les grandes époques de rénovation ; il y a en lui ceci de fatal, qu'il est comme une situation spéciale de l'esprit humain au moment où il doute, et où il a soif de positivisme ; je le compare au besoin qu'éprouve l'homme de surnager, de se débattre et de revenir sur l'eau lorsqu'il se submerge; or, le doute, l'empirisme et l'analyse avec son matérialisme, ne sont-ils pas sur le point de submerger toute croyance?

L'éclectisme serait banni de toutes les sciences qu'il devrait encore trouver une place en médecine ; la science médicale est éclectique par essence, puisque l'homme qui est son objet, est comme la synthèse vivante de l'univers qu'il habite ; et si la religion nous montre toutes les sciences aboutissant à la connaissance de Dieu, la médecine à son tour nous enseigne à les faire tourner au bonheur et à la conservation de l'espèce humaine ; la médecine est donc comme la religion une science de généralisation et de synthèse. Ce serait aller trop loin que de tirer des corollaires de cette proposition ; disons donc de suite que le médecin comme généralisateur doit être éclectique, au moins pour un temps, sinon toujours ; il doit l'être pour la consolidation des vérités acquises, ou pour le développement des vérités entrevues; car s'il est vrai que les époques de foi sont évanouies pour ne plus revenir de sitôt ; s'il est vrai qu'un dogme aujourd'hui vainqueur verrait demain sa puissance ébranlée, anéantie par nos méthodes expérimentales, par notre esprit de critique, par notre impatience au joug, au moins faut-il que nos travaux, nos efforts soient dirigés vers la construction d'un positivisme solide, réel, inébranlable, supérieur à ce vain labeur qui détruit le lendemain ce qu'il a fait briller la veille, et chasse du cœur toutes les convictions tant soit peu énergiques.

Or, cette tentative ou plutôt cette tendance vers la synthèse, on la voit déjà poindre dans les travaux contemporains, qu'un rayon de haute philosophie ne dédaigne plus de venir par fois éclairer ; on devient moins exclusif, on admet des physionomies spéciales, des diversités de manifestations morbides, auxquelles on fait correspondre des traitements appropriés ; on élève enfin une science des indications, qui a tant de rapport avec la doctrine des éléments dont elle est la conséquence féconde. Déjà même les esprits les plus distingués et les plus hardis rendent hommage à cette dernière : « Toutes les théories de l'asthme professées jusqu'à présent, disait M. Pidoux dans son cours de clinique, sont systématiques et fautives, parce que toutes elles excluent un ou deux de ses éléments, ou donnent toujours l'un d'eux comme la cause physique des autres. » Cette critique si vraie et qui est en même temps un éclatant témoignage en faveur de vos théories, adressée à l'étude de l'une des affections du cadre nosologique, peut être dirigée contre toute la médecine moderne, avec tout autant de justice, parce qu'elle devient de plus en plus la proie de la spécialité et de l'exclusivisme, qui tous deux conduisent à l'étroitesse des vues, à l'amoindrissement des principes. Aussi, lorsque la doctrine des éléments sera bien incrustée dans les opinions, dans les idées, dans les mœurs, si je puis le dire, nous secouerons facilement le joug de ce froid scepticisme qui nous enveloppe, nous deviendrons plus tolérants pour les opinions des autres et nous ne marcherons plus entre les ardeurs passionnées d'une âpre concurrence d'un côté, et le silence, la solitude du calme plat d'un autre.

Ainsi donc, pour hâter ce travail de ralliement, de fusion, si je puis le dire, l'éclectisme est la méthode que l'on doit employer, en l'appuyant sur la doctrine des éléments que vous proposez, cher Maître, avec tant de succès ; en les suivant, on éloigne les incertitudes, on évite les égarements, et l'on apprend à mettre en relief les portions de vérités conquises à quelque système qu'elles appartiennent.

Imbu de vos idées, j'en fis spontanément l'application, en face de la fièvre typhoïde, sans parti pris, sans prédilection préméditée pour la parole magistrale, et je ne m'aperçus de la fécondité de votre doctrine que peu-à-peu et par les succès qu'elle me fit obtenir, succès plus nombreux à mesure que j'apprenais mieux à m'en servir de jour en jour. C'est donc à vous qu'il me sera permis d'adresser l'histoire de mes impressions premières et de mes travaux sur la fièvre typhoïde.

# RECHERCHES

## Critiques et pratiques sur la nature et le traitement de la Fièvre typhoïde.

Tout livre est intéressant quand il nous
fournit des principes conformes aux opérations de la nature, ne contiendrait-il même
que quelques réflexions suffisantes pour compléter une observation, ou pour devenir
comme le germe de différentes pensées plus
étendues et plus sublimes.

ZIMMERMANN, *Traité de l'Expérience.*

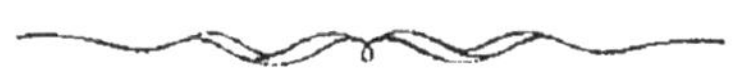

Il n'est pas de maladie qui ait occupé, dans les théories
médicales et dans les luttes scientifiques, une place plus
importante que la fièvre typhoïde; sa nature vaste,
longtemps obscure et d'aspects excessivement variés, la
rendait apte à servir à la fois les doctrines et les opinions
les plus contraires; aussi était-elle devenue le pivot ou
le point d'appui de tous les antagonismes; car il n'y a
pas, dans le cadre nosologique, d'affection qui puisse
aussi aisément faire naître les illusions aux yeux
des théoriciens : altération du sang, inflammation
type, intoxication miasmatique, variété de typhus, exan-
thème, etc., tels sont les principaux champs de bataille
qu'elle offre complaisamment aux ardeurs de la contro-
verse. Aujourd'hui, grâce à une science plus sévère, et
aux recherches des médecins illustres dont tout le monde
honore les noms, des lumières réelles ont été jetées

sur ses obscurités; ses limites sont à peu près tracées, et l'on s'accorde assez sur ce qui lui appartient; de sorte qu'elle ne peut plus devenir cause de fluctuations ni d'agitations fondamentales. Mais cependant, l'unanimité des opinions, touchant ses modalités diverses, n'est pas encore réalisée, et l'on doit regarder le calme qui se fait de nos jours, plutôt comme l'effet d'une secrète indifférence que celui d'un positivisme acquis; on ne se passionne plus, parce qu'il n'y a plus de doctrine sur le pavois; il n'y a plus de lutte, parce que d'autre part les esprits suivent indolemment les opinions à la mode, aujourd'hui pour l'altération du sang, demain pour la nature inflammatoire de la maladie, suivant la nouveauté plus ou moins séduisante des démonstrations à l'appui. Quant aux idées que l'on se fait sur le traitement à employer, elles sont dirigées par le même esprit, elles subissent la même versatilité d'opinions; on essaie les antiseptiques, puis on revient aux saignées, que l'on abandonne pour le sulfate de quinine, qui à son tour cède la place à l'hydrothérapie, à l'expectation, aux préparations hydrargiriques. Aussi, est-ce à cette liberté d'allure que l'on doit généralement aujourd'hui en médecine l'absence de toute passion militante.

Certes, sur une question comme la fièvre typhoïde qui intéresse à un si haut degré les intérêts des hommes et la gloire des médecins, il est bien temps que l'on se mette d'accord, il est temps qu'après avoir tant écrit sur une maladie qui est une terreur pour la plus belle partie de la population, on tire de tous nos travaux, de toutes nos recherches, des conclusions satisfaisantes qui puissent concilier tous les partis. Nous, médecins, nous devons être fatigués de changements si rapides, de revirements ы subits, de conclusions si fragiles, qui ne laissent pas que d'avoir de l'influence sur nos manières de croire et d'agir ; car ne nous arrive-t-il pas quelquefois, malgré l'ardeur de nos convictions, en face d'une fièvre typhoïde, qu'intimidés par des revers récents ou ébranlés par le doute, nous nous laissons aller tout de même à adorer l'idole du jour, à essayer du remède porté si haut par des éloges si retentissants ? on purge et nous purgeons, on ne saigne plus et nous nous défions de la saignée, et ainsi de suite. Il serait pourtant bien temps de quitter un terrain si mobile et de voir si, dans cette diversité de traitements tour à tour loués et combattus, il n'y a pas une raison d'être qu'il faut élucider, et qui éclairera véritablement la valeur de chacun en face de la diversité des cas ; n'est-ce pas là peut-être le secret du sphynx qui doit nous rendre plus ou moins victorieux. C'est ce que nous allons essayer d'examiner.

Mais d'abord quelle est la véritable nature de la fièvre typhoïde ? cette maladie n'a-t-elle pas plusieurs natures ? Suivons-la d'un coup d'œil rapide dans son évolution depuis son origine jusqu'à son terme.

Au milieu d'influences météorologiques spéciales et non encore bien dessinées, mais dont on a déjà une certaine connaissance, influences qui s'exercent ou sur une grande étendue de pays, ou sur une localité très-restreinte, un sujet de 18 à 40 ans éprouve plus ou moins rapidement de la lassitude, des vertiges, de l'inappétence, un certain embarras stomacal, puis après quelques jours une douleur variable d'intensité dans le ventre et surtout dans le flanc gauche, qui insensiblement s'élève et devient ballonné. Le malade s'alite, a de la soif, une grande fièvre, un abattement caractéristique, puis il éprouve un certain état de perturbation nerveuse, il fait des selles fréquentes, se plaint de plus en plus de sa douleur abdominale; cela dure plusieurs périodes, puis décroît insensiblement, et les phénomènes morbides disparaissent dans l'ordre inverse de leur apparition. L'anatomie pathologique consultée nous montre des lésions intestinales constantes et analogues à une éruption, qui parcourt des phases très-variées et qui la conduisent jusqu'à la gangrène et l'altération des organes qui en sont le siége. Tel est le tableau résumé de la maladie à l'état simple et telle qu'on la rencontre très-souvent. Mais elle ne conserve pas toujours ce caractère de simplicité, et dans bien des cas elle amène de graves perturbations et des complications redoutables; ainsi, le ventre devient plus douloureux et plus élevé, la diarrhée plus intense et parfois involontaire, les ganglions mésentriques se tuméfient et s'enflamment, le foie et la rate se gonflent et s'altèrent, le poumon devient le siége de congestions qui dénaturent son tissu, pendant que le système nerveux est soumis à de nombreux désordres fonctionnels; le malade exhale une odeur spéciale, offre des taches gangreneuses à la peau ; et si la scène dure longtemps, il présente comme une cachexie typhoïde, puis maigrit et s'use insensiblement, si déjà il n'est pas devenu victime d'une des grandes complications précédentes. Mais avant qu'il soit mort, il a des compagnons de souffrance ; un voisin, un vis-à-vis ou plusieurs sont successivement tombés malades après un certain laps de temps; puis son père ou sa mère, sa femme, ses enfants, les amis qui l'ont soigné souffrent, s'alitent et se guérissent ou le suivent dans la tombe ; ce sont ordinairement les plus faibles, les plus fatigués, les plus misérables qui deviennent victimes du mal; plus la maladie dure, plus elle frappe de monde, plus ses victimes sont entassées et rudement éprouvées, plus elles se multiplient; aussi est-il vrai de dire que la fièvre typhoïde enfante la fièvre typhoïde.

Ce tableau vrai, mais trop rapide et qu'il est bien difficile de raccourcir dans de justes proportions, a frappé les regards des observateurs et des praticiens; mais on n'a pas accordé assez d'attention aux différences dans les divers degrés] de la maladie; il en résulte que des auteurs n'ont voulu donner le nom de fièvre typhoïde qu'à ces cas où elle s'offre avec la plénitude de ses symptômes, reléguant toutes les autres variétés dans une classe de maladies qui n'ont aucun rapport avec l'entérite folliculeuse; cette exclusion a eu pour résultat de favoriser la prédominance des théories humorales, aux dépens de la véritable nature de la maladie, pendant que le dédain avec lequel on a considéré les grandes influences climatériques, et un fait très-important, la contagion, contribuait à fourvoyer les esprits et à les éloigner de la vérité positive. Or, il est évident que si l'on veut bien apprécier ces faits et tenir compte surtout des diverses manifestations de la fièvre typhoïde, depuis les cas les plus légers jusqu'aux plus graves, on arrivera à se faire de sa nature une idée juste, normale et aussi éclairée que le permettent les progrès de la science.

La croyance à la contagion et à la lésion intestinale, comme début de la maladie et point de départ des grands accidents qui l'accompagnent, a une importance majeure, parce qu'elle peut devenir un point de ralliement entre toutes les opinions; car avec elle, on explique tous ces grands mystères qui aboutissent à la putridité, ce fait secondaire, sur lequel on a voulu bâtir tout l'édifice médical de la fièvre typhoïde.

Les faits de contagion sont très-nombreux ; chaque année on les rencontre à la campagne ; qu'on me permette d'en citer un entre dix.

Obs. I. Une femme de quarante ans, d'une santé moyenne, voyage dans le mois de décembre 1852 avec sa fille une partie de la nuit ; quelques jours après, elles sont atteintes toutes les deux d'une fièvre typhoïde très-grave ; le mari qui n'avait pas quitté le chevet de sa femme, la remplace après trois semaines, puis le fils de celui-ci à côté duquel viennent se coucher sa jeune femme et son enfant de trois ans. Cette scène a duré environ trois mois. La première malade avait deux nièces qui aussi lui prodiguèrent leurs soins ; l'une tomba malade, puis, après elle, son jeune enfant de trois ans ; chez l'autre, une fièvre typhoïde intense se développa tout-à-coup dans la personne de son fils, huit jours après dans celle de son mari, huit jours après, elle-même cessa de leur donner ses soins et s'alita gravement malade, et enfin une petite fille de six ans ; les deux maisons voisines empressées de venir en aide à cette famille affligée eurent également cinq victimes ; je comptai encore cinq ou six cas épars, puis vers la fin de mai tout fut fini.

Ainsi, la fièvre typhoïde est contagieuse ; cette contagion longtemps niée ne tardera pas à devenir un fait acquis à la science, et contre lequel personne ne s'élevera plus ; elle est même contagieuse entre la nourrice et son nourrisson ; nous en avons eu cinq cas bien probants et desquels nous n'oserions pas parler, si déjà M. le docteur Hérard n'avait donné à ce fait une certaine consécration en le discutant à la société médicale des hôpitaux. Mais ce n'est pas tout : que l'on fasse en même temps attention à la durée de ces différentes scènes épidémiques ; ce n'est pas à la fois que les malades sont frappés ; il y a toujours, sauf les exceptions, un certain intervalle entre l'apparition du premier malade et le second et ainsi de suite, et cela sans que l'on puisse invoquer d'une manière absolue la lenteur des préludes, la réfractibilité du sujet. Après la contagion, il y a un autre fait, celui de lente incubation, nécessaire presque et d'une durée que je fixerai approximativement à huit et douze jours ; cette incubation, M. Gendron l'a déjà signalée, personne ne l'a plus rappelée depuis ; qu'on lise bien les deux exemples précités et l'on sera convaincu que je n'ai pas été amené à cette croyance par convention, mais par la puissance des faits qui se renouvellent presque chaque année. Et maintenant cette incubation et cette contagion proviennent, à part ce je ne sais quoi développé au milieu de conditions spéciales de climatalogie, ou d'habitations, de nourriture, et d'évolutions organiques, de la respiration des éléments morbides qui s'exhalent d'un typhoïque, source plus grave en ce qu'elle reste pendant que la première s'enfuit et passe ; aussi une épidémie de fièvre typhoïde légère dure-t-elle peu ; grave, elle dure infiniment plus, et tout cela s'explique de soi-même. Et pourquoi donc répugnerait-il tant d'admettre une incubation, lorsque d'autres maladies nous enseignent cette loi organique et nous l'expliquent ? Sans doute si le siége anatomique de la maladie s'établissait d'emblée dans les poumons, il n'en serait pas besoin, et la maladie naîtrait d'un coup ; mais si l'on admet que la respiration est la première voie d'introduction des éléments générateurs de la fièvre, il faut bien admettre aussi que pour aller dans l'intestin grêle et y produire l'altération caractéristique, conditionnelle même, il faut un certain laps de temps : de là une période plus ou moins longue que l'on appellera incubation ; au point de vue pratique, cette considération n'est pas sans importance.

Ces deux faits admis, l'importance que l'on accorde à l'altération du sang disparait ou du moins se place en dernier ordre, et se trouve primée par l'intérèt qui doit s'attacher à la formation des lésions organiques ; car c'est surtout en remontant jusqu'à elles qu'on s'explique ces complications, qui, isolées les unes des autres, ont été prises quelquefois comme autant de maladies distinctes.

Une autre cause de la confusion, c'est que l'on a trop isolé la fièvre typhoïde en l'étudiant, et nos procédés d'analyse, notre amour de l'exactitude, nous ont éloignés de ces rapprochements qui peuvent ouvrir de nouvelles voies au moyen de l'analogie. Que n'ont pas gagné par exemple les maladies de poitrine à être rangées dans une grande classe, dont l'oreille de l'auscultateur distingue parfaitement les ordres et les sous-ordres ; que ne gagnerait-on pas de même dans l'étude de la fièvre typhoïde, à la rapprocher des maladies avec lesquelles elle a une analogie d'allure, de tempérament, de vicissitudes. Or, quelles sont ces maladies.

La fièvre typhoïde forme avec les fièvres éruptives, la miliaire, le typhus et les fièvres intermittentes ou rémittentes, une grande classe de maladies qui ont entr'elles une similitude de causes et d'effets. On dirait qu'elle emprunte un de ces traits à chacune d'elles ; et quelles que soient l'étendue et la variété de ses aspects, elle trouve dans cet emprunt tout ce qu'il faut pour lui constituer une physionomie également originale. Si elle n'a pas la régularité des fièvres éruptives dont l'évolution, quoi qu'on dise, fait encore bien des faux bonds, elle a

néanmoins une marche dont on prévoit jusqu'à un certain point la durée, la rapidité ou la lenteur, et qui, mise
en face d'autres maladies inflammatoires, est déjà une
sorte de régularité évolutionnelle; elle a comme les fièvres
éruptives, la localisation anatomique, les désordres dans
le système nerveux, les congestions viscérales et les hé-
morragies, qui sont surtout propres à la miliaire; elle a
les intermittences et les rémittences des fièvres paludéennes, qui offrent souvent comme elle le même état de
gastricité et qui peuvent l'éclairer sur ce qu'elle a de commun avec l'élément miasme; enfin elle reçoit du typhus
cet ensemble de symptômes qui lui fait donner son nom
de typhoïde; et comme toutes ces maladies, elle apparaît
au sein de circonstances, de saisons et de climature
spéciales, et suit presque toujours le mode épidémique.

Toutes les différences que l'on trouve entr'elles ne
pourront rien contre la valeur de ces analogies et de ces
rapprochements, sinon que d'empêcher que lumière ne
se fasse; quelle que soit la différence entre les individus
du règne animal au végétal, ils ont toujours entr'eux les
caractères et les traits essentiels de la famille ou de la
classe à laquelle ils appartiennent. Or, quelle que soit
la diversité qui éloigne la fièvre typhoïde des maladies
précédentes, elle ne sera jamais mieux classée que dans
leur ordre, car elle représente tout ce que l'on y trouve
sous le point de vue de l'anatomie pathologique et de la
symptomatologie. Voilà ce qui explique en même temps
la diversité des opinions qu'elle fait naître; c'est cette
variété de nature participant de l'essence de plusieurs
maladies distinctes, et trompant l'esprit de ceux qui ne
considèrent qu'un de ses aspects et le veulent prendre
pour la généralité de la maladie.

Mais là n'est pas la seule et vraie nature de la fièvre typhoïde, car la maladie n'est pas un être simple : dans son essence, elle n'a pas une seule nature, elle peut avoir des natures diverses (Gintrac) ; or, c'est justement, parce que l'entérite folliculeuse offre plus que toute autre affection, plusieurs aspects dissemblables, qu'elle donne lieu à tant de contradictions. Une de ces natures, c'est l'inflammation qui précède l'éruption intestinale et y préside pendant les premiers temps de la maladie ; derrière cette altération de l'intestin, il y a un élément primitif, *initiateur*, si l'on peut l'appeler ainsi, le miasme ; mais, après lui et par lui, se développe un état morbide qui se caractérise par tous les signes qui appartiennent à l'état inflammatoire, la rougeur, la chaleur, la douleur, la tumeur, et cet état, qui influe certainement sur la maladie en lui donnant une impulsion plus ou moins vive, devient parfois tel, qu'il irradie du centre à la circonférence, au point de donner à tous les organes, à tous les tissus, une disposition remarquable à s'enflammer. Mais il faut le dire, il est beaucoup de sujets chez lesquels l'inflammation est loin d'être dominante ; toujours modérée, sinon très-faible, elle dépend en grande partie de la susceptibilité réactionnelle du malade et de ses conditions organiques ; aussi, tous ceux qui cherchent à prouver que l'inflammation est la vraie et unique nature de la fièvre typhoïde ont-ils soin de ne pas choisir au hasard leurs observations à l'appui (1) ; et, en effet, quoique les premiers accidents se manifestent invariablement du côté du ventre, quoiqu'il y ait

(1) Voir une brochure de M. Lemaire, ancien chef de clinique du profess. Bouillaud, 1851.

un rapport plus ou moins exact entre la lésion intestinale
et les symptômes généraux, on aurait tort de comparer
cette liaison à celle qui existe entre la pneumonie et la
lésion du poumon.

Cette dernière suit une tout autre marche que celle
des follicules, elle arrive d'un coup pour ainsi dire ; dès
son principe, elle est parfaitement constituée, puis elle
se résout ou grandit et triomphe ; la lésion intestinale,
au contraire (les prodromes sont la règle), se développe
presque toujours petit à petit, ne cède jamais du coup
aux agents qui la combattent, et suit presque toujours
ses phases fatales, à moins que légère, dans sa manifes-
tation locale, elle ne se dissipe dans un court espace de
temps, différant en cela des maladies inflammatoires
dont il est possible d'enrayer la marche par un traitement
énergique, témoin une pleurésie, une maladie du cœur.
Mais pourtant, de ce que la nature inflammatoire de
l'entérite folliculeuse ne reste pas toujours sur le
premier plan, et diffère de l'inflammation type pour se
rapprocher du mode exanthématique, on a eu grand
tort de nier sa présence, et il est difficile de com-
prendre qu'elle ait pu trouver des oppositions si intrai-
tables, dont la roue de la fortune fait quelquefois bonne
justice ; et vraiment, il faut que l'esprit de parti ou de
système fasse bien dévoyer l'esprit pour qu'on vienne
dire, en face d'un fiévreux qui a le ventre ballonné et
très-douloureux à la pression, qu'il ne s'agit que d'une
maladie du sang. Les différentes phases de la maladie
sont trop bien dessinées, et elles s'expliquent assez
d'elles-mêmes pour ne pas réfuter victorieusement cette
opinion exclusive et partant erronée. Il y a l'introduction
d'un miasme, qui aboutit à l'éclosion et au développe-

ment d'une lésion intestinale, pendant lequel temps la masse humorale, comme le système nerveux, manifestent, il est vrai, un certain état de perturbation très-variable, mais qui, remarquons-le bien, n'a aucun rapport avec cet état de putridité, de typhisme, que l'on rencontre vers la fin de la maladie à des degrés si variables. Il y a dans tous ces faits, un enchaînement, une relation de cause à effet, qu'il faut suivre avec une grande abnégation, si l'on veut s'en faire une idée juste et saine.

Les adversaires de l'inflammation en s'appuyant sur les travaux récents des hématologues, ont été trop exclusifs en confinant la fièvre typhoïde dans ce fait étroit et borné, et non encore complètement défini, à savoir la diminution de la fibrine ; ils n'ont pas fait attention à cette restriction pleine de sagesse que faisait M. le professeur Andral en posant ces corollaires, il dit : « Dans l'état actuel de nos connaissances, le caractère des pyrexies reste encore un caractère négatif, c'est-à-dire que jusqu'à plus ample informé la fièvre qui accompagne les pyrexies, ne reconnaît, ni dans les solides, ni dans le sang, aucune altération constante qui puisse en rendre compte. Toutefois, dans les solides ou dans le sang, on peut plus ou moins souvent constater des altérations, mais elles ne sont que les effets d'une cause plus cachée qui domine l'organisme ; effets importants néanmoins à bien étudier, puisqu'à leur tour ils deviennent eux-mêmes cause d'un certain nombre de symptômes, et que, par leur siége et par leur nature, ils servent à classer et à dénommer cette pyrexie. »

Cette sage restriction n'empêcha pas de regarder l'altération du sang *sui generis* comme la cause de la

maladie, l'âme de cette entité morbide appelée fièvre
typhoïde ; mais il reste à savoir, et déjà les soutiens de
cette croyance commencent à y réfléchir, il reste à
savoir si cette altération est primitive ou secondaire ; le
sang peut-il devenir malade par lui-même, s'altérer par
une cause innée en lui ou secondairement sous l'influence
d'un principe quelconque venu du dehors ? On se heurte
ici (jusqu'à plus ample informé) contre un cercle vicieux.
Il reste donc à savoir, pour décider la première question,
si la masse sanguine, cette âme de la chair, ne possède
pas une virtualité propre qui la rende inaccessible à
tout trouble émané d'elle-même ; or, il est difficile de
s'expliquer ici comment des sujets, jouissant d'une
santé florissante , peuvent-être tout-à-coup atteints d'une
maladie du sang primitive ou spontanée, puisque l'on
nie l'influence des agents extérieurs. D'un autre côté,
comme l'a écrit M. le professeur Forget (1) : « Il existe
entre les solides et les liquides une loi de solidarité
mutuelle qui les fait concourir également à la production
des maladies.

Il est impossible en effet d'établir entr'eux une limite
exacte ; le sang ne vient-il pas du chyle et de la lymphe,
qui en nous sont subordonnés à l'alimentation, puis
aux secrétions du tube digestif, voire même à l'état
d'intégrité de cet organe ? Le sang veineux à son tour,
le dernier rayon du cercle n'est-il pas fourni par les
débris des solides et par les matériaux en excès qui ont
dû subir leur influence ? Il est donc vrai de dire que
l'humorisme et le solidisme subsistent alternativement
comme cause et comme effet, et toute théorie exclusive

(1) Traité des maladies du cœur.

de solidisme ou d'humorisme est un contre-sens phy-
siologique. (Bichat.)

Mais la question semblera facile à décider si l'on veut
bien examiner ce qui se passe dans les épidémies de
fièvre typhoïde ; comment une altération du sang peut-
elle produire tant de différence dans les troubles fonctionnels qui la caractérisent ; comment peut-elle se
localiser parfois simplement dans la région abdominale ;
pourquoi tant de lenteur ou une succession si régulière
dans l'évolution des phénomènes qu'elle produit ; pourquoi enfin se guérit-elle après une certaine période sans
aucun des secours de l'art ? Il suffit, du reste, de
rapprocher la fièvre typhoïde du scorbut, de la chlorose,
du typhus même, ces maladies du sang par excellence,
pour voir combien elle en diffère, et que ce n'est pas
à côté d'elles qu'il faut la classer ; pour tout bon observateur, la fièvre typhoïde doit paraître une maladie
abdominale avec des irradiations non constantes, dans
les organes principaux de l'économie. Nous osons espérer
qu'un jour plus clair sera jeté sur ces questions, grâce
aux trop malheureuses observations de nos confrères de
l'armée. Néanmoins, de toutes ces données, il reste
quelque chose de très-vrai, de très-applicable à la pathologie de l'entérite folliculeuse, c'est la réalité de l'altération des humeurs dans le cours de la maladie, et sur
ce sujet les travaux de M. Magendie ont jeté des clartés
satisfaisantes. Il a démontré que : « Si l'on injecte dans
le torrent circulatoire, soit des matières fermentescibles,
soit des alcalis, le sang perd la faculté de se coaguler,
il passe à travers les parois des vaisseaux, produit des
infiltrations et des hépatisations pulmonaires ; les ani-
maux manifestent en même temps les symptômes propres

aux fièvres graves. » Ainsi se trouvent expliquées toutes ces grandes complications qui sont le désespoir du médecin, complications que l'on regardait presque comme autant de maladies distinctes, et qui constituent ce que l'on appelle l'état typhoïde commun à bien des maladies. Dans l'entérite folliculeuse, ce n'est ni dans le sang, ni dans les principes délétères externes que l'état typhoïde prend naissance, c'est dans les vicissitudes que les lésions intestinales font subir à la nutrition. Là encore la lésion des solides, le follicule, apparait comme élément initiateur, et quoi qu'on fasse pour amoindrir son caractère, on sera toujours obligé de recourir à son existence pour tout expliquer; car la nature des maladies, c'est la lésion élémentaire et simple, sa modification vitale première, l'acte initial qui ouvre la série des phénomènes de l'état morbide. (Gintrac.)

Est-ce que c'est par l'état typhoïde que la maladie éclate? non, presque jamais; les prodromes, les signes sont la règle générale; le début brusque, foudroyant est une rare exception. Ce ne sont pas les cas isolés qui m'ont fourni les exemples les plus probants de la période prodromique, ce sont les cas multiples, tels que les présentent ces sortes d'endémies que je rencontre de temps à autre. Ainsi, dans une famille, un fils d'abord atteint a succombé, puis la mère ne tarde pas à prendre sa place sur le lit de douleurs, n'attribuant son indisposition qu'au chagrin; quelques jours ou quelques semaines après, le père se plaint de la fatigue; il a des douleurs dans les membres, il manque d'appétit, quelquefois il a un peu de coliques, de diarrhée, ce qu'il attribue à l'insomnie; une sœur ou un frère pâlit insensiblement, il a la peau chaude, il s'assied, morne et abattu au coin du foyer ; en même temps, je constate un peu de tympanite, de gargouillement abdominal, une douleur sourde que l'on attribue à la faible pression de mes doigts ; cela dure de cinq à huit jours, puis j'ai deux patients de plus à soigner, deux nouvelles victimes de la fièvre typhoïde.

En un mot, le début est toujours lent ; seulement il en est qui résistent jusqu'à oppression totale ; car il faut faire la part de l'influence des tempéraments, des mœurs, de la situation de l'individu.

Cette croyance aux prodromes est fondamentale, en ce qu'elle rapporte tout à l'évolution morbide du follicule intestinal, et détruit en même temps l'idée d'une intoxication miasmatique primitive du sang ; l'intoxication secondaire, qui survient dans les cas graves, est donc due à la lésion de l'intestin. Il est très-facile, après les recherches de M. Magendie, d'établir la filiation de tous ces phénomènes : d'abord les secrétions intestinales se trouvent altérées, et c'est même à cette altération que des médecins (L. Turck) ont attribué la formation des ulcérations ; ensuite, le gonflement des follicules de Peyer et autres, dont les fonctions nous sont encore inconnues, entrave la fonction de nutrition, et produit dans tout le système abdominal, un désordre que témoignent plus tard ces congestions spéciales, dans le foie, la rate, le mésentère, congestions qui ne sont sans doute pas sans influence sur la composition du sang ; enfin, à une autre époque, l'ulcération des plaques, les détritus gangreneux, tous ces liquides altérés qui circulent sur des surfaces sans défense, produisent une dernière et puissante source d'infection, dans laquelle la maladie puise le plus souvent sa fatale malignité.

Voilà peut-être la cause cachée, indiquée plus haut dans les extraits de M. Andral. N'est-ce pas à elle que l'on doit de voir les altérations du sang, comme celles des viscères rétrograder à une certaine période de l'affection typhoïde.

Ces faits, qui ne sont plus révoqués en doute et dont on commence à tenir compte sur toute la ligne, prouvent, osons-nous croire, que la maladie du sang n'est jamais qu'un effet, qu'un résultat subordonné à une lésion matérielle ; si cette altération était primitive, pourquoi les symptômes abdominaux apparaîtraient-ils les premiers et isolés de toute complication ; pourquoi la maladie, malgré la puissance et la rapidité de la circulation du sang arrive-t-elle quelquefois si lentement à son apogée ? le premier accès d'une fièvre intermittente n'est-il pas aussi intense que chacun de ceux qui le suivent ?

L'entérite folliculeuse n'est donc typhoïde que par les conséquences, que par l'empoisonnement chronique (1) que produit dans l'économie une saturation d'éléments viciés ; car il peut arriver que cet état ne se produise pas et que la maladie reste pour ainsi dire confinée dans la sphère locale, sans déterminer aucune complication grave (2). Ce qui m'a surtout éclairé sur l'importance de la

(1) C'est l'opinion de M. Tauflieb de Barr.

(2) Ce serait peut-être ici le cas de se demander si la fièvre puerpérale des accouchées, si rare dans les campagnes, n'a pas une analogie d'origine avec l'état typhoïde ; si ces détritus renfermées dans la matrice n'exercent pas une influence sur la production de cette maladie par leur résorption ; déjà un médecin de Prague attribuait la fièvre puerpérale à une intoxication du sang et la rapprochait de la fièvre typhoïde.

lésion matérielle comme cause de l'état typhoïde, ce sont ces rechutes qu'une alimentation imprudente ou mal dirigée suscite trop souvent, rechutes que n'explique pas la croyance à une maladie d'essence humorale. On voit de ces malades à la suite de plusieurs rechutes, présenter finalement comme une saturation de ce que je pourrais appeler les éléments typhoïques : la face se grippe, les yeux se cavent, deviennent petits et chassieux, la peau sèche, brunit et se retatine; et le corps de plus en plus maigre exhale une odeur très-fétide; cela dure plus ou moins de temps; il survient des contractions cloniques et le malade s'éteint, totalement ruiné. Ce tableau vrai et que j'ai rencontré plusieurs fois, démontre, ce me semble, d'une manière frappante, l'influence de la lésion intestinale sur toute l'économie ; car si à la veille d'une guérison, au milieu d'une convalescence normale, l'irritation accidentelle de la lésion intestinale non guérie suffit pour précipiter le malade dans l'état typhoïde, quelle ne doit pas être son action lorsqu'elle est dans toute la force de son développement.

Telle est l'influence de l'entérite folliculeuse sur l'ensemble des phénomènes morbides, mais cependant tout ne s'explique pas par elle seule. Ces lésions des poumons, ces accidents si variés qui prolongent la fièvre typhoïde, et font subir de si dures épreuves aux espérances du patient et du médecin, peuvent encore découler d'une autre source : ils peuvent naître de ces antagonismes ou synergies morbides qui tiennent à des lois d'activité vitale encore bien obscures; ils puisent leur force ou leur durée, dans les mœurs de l'individu, dans sa situation morale, et finalement dans l'impression laissée sur lui par les vicissitudes de température ou de climat ; toutes influences qui se résument en une physionomie pathologique spéciale quelquefois très-nettement caractérisée ; de là ces formes de la fièvre typhoïde sur l'existence desquelles les auteurs ne sont pas encore bien unanimes.

Le désaccord vient d'abord de l'habitude de considérer la maladie tout d'un bloc, si je puis m'exprimer ainsi, et de la caractériser par l'un de ses aspects les plus saillants ; ce qui, pour le dire en passant, n'a pas peu contribué à faire perdre de vue la lésion fondamentale ; en second lieu de la variabilité de ses formes qui ne se présentent pas toujours avec une netteté parfaite : parfois une fièvre typhoïde est tour-à-tour légère ou grave, ataxique et adynamique, pectorale ou abdominale ; en s'attachant à suivre ces variations avec trop de complaisance, on risque de s'égarer dans des idées humorales exagérées et d'entacher d'erreur les indications thérapeutiques.

Aussi est-ce à cause de leur mobilité que Valleix rejetait les différentes formes de la fièvre typhoïde. Voici comment il s'exprime à propos de la forme inflammatoire :

« La forme inflammatoire, dit-on, existe surtout au début ; mais les malades qui présentent des symptômes dits inflammatoires, sont en même temps tellement faibles qu'ils ne peuvent se tenir sur leur séant ; il y aurait donc en même temps forme inflammatoire et forme adynamique. » C'est là de l'exclusivisme ; et, en effet, tous les sujets peuvent contracter la fièvre typhoïde ; ceux qui ont le tempérament sanguin par excellence apporteront dès le début de la maladie tous les attributs de leur situation humorale, qui aboutit presque toujours à la forme inflammatoire ; ici l'oppression de force ne sera pas

signe de faiblesse ou adynamie, mais faiblesse par excès
de force, comme disait Barthes ; la pléthore poussée à
l'excès chez un homme sain produit cette lourdeur, cet
accablement des sens. Du reste, nous avons suivi pas à
pas les fièvres typhoïdes, et les transformations bien
accentuées se sont offertes à nos yeux en affectant parfois un certain caractère de régularité : nous aurons
l'occasion d'en citer des exemples. En résumé, pour
quiconque admet l'importance des lésions intestinales,
la forme inflammatoire ne sera pas un vain mot ; celle-ci
admise, il sera impossible de rejeter les états adynamiques et ataxiques qui en sont la suite. D'ailleurs,
comme l'a écrit M. Forget, « ce sont des états qui annoncent les progrès de la maladie ; » ils ne sont pas, il est
vrai, des états essentiels, mais il serait faux de les nier
et de ne leur accorder aucune importance ; car ils sont
la source d'indications plus ou moins positives, et les
tableaux qu'ils offrent à l'œil du médecin peuvent l'aider
et le conseiller dans la marche qu'il a à suivre. On peut
les expliquer bien clairement du reste ; ainsi, des influences atmosphériques disposent aux complications
pulmonaires et catharrales, aux phases de l'intermittence, de même que de grandes privations et des fatigues
excessives amènent rapidement l'adynamie et l'ataxie.
Seulement il faut dire que la situation de l'intestin domine constamment ces états secondaires ; car avec des
symptômes légers du côté du ventre, sauf des complications pulmonaires très-modérées, la maladie n'étend
jamais bien loin ses irradiations. Aussi, doit-on, quand
on soigne un typhoïque, avoir l'œil constamment fixé
sur ce travail d'ulcération et d'élimination qui se passe
dans les follicules de Peyer ; et s'il était permis d'avoir

un palper abdominal aussi habile et puissant que l'oreille
lorsqu'elle suit le cours des maladies de poitrine, on se
laisserait moins facilement fasciner par les signes généraux.

Maintenant si l'on passe de la nature de la fièvre typhoïde à ce qui concerne sa thérapie, on comprendra
bien vite qu'en face d'une maladie qui comporte tant
d'accidents variés, qui subit tant d'influences, qui offre
des degrés à la fois si divers, il faut autre chose que ce
remède unique proposé si souvent, comme si on se
faisait gloire de cette indigence thérapeutique en face des
mille et un moyens prodigués par la nature. On peut
bien vouloir justement que tous les malades soient égaux
devant l'anatomie pathologique, mais on aurait tort de
leur appliquer à tous un spécifique, véritable lit de
Procuste.

Aussi, peut-on s'étonner sans irrévérence que l'Académie de médecine ait proposé pour sujet de prix la
question du meilleur traitement à employer dans la
fièvre typhoïde.

Evidemment on ne doit pas espérer trouver pour cette
affection un spécifique analogue à celui qui guérit la
syphylis ou la fièvre intermittente; dans ces deux dernières maladies, les symptômes sont presque toujours
identiques, la modification survenue dans l'économie est
toujours à peu près la même; partant, la substance
dont les propriétés agissent sur cette modification, ne
doit pas changer davantage et peut se trouver à peu
près toujours également puissante; et cependant, il faut
encore avouer que l'on se trouve bien souvent obligé de
faire un choix dans les différentes préparations du

quinquina ou du mercure, et qu'elles ne réussissent pas toutes à l'égal les unes des autres. Or, si l'on ne trouve pas encore en face de nos spécifiques les plus vantés un positivisme irrévocable, que sera-ce donc pour une maladie, dont les manifestations sont si mobiles et si capricieuses? La fièvre typhoïde n'est vraiment plus une maladie, c'est l'ensemble de plusieurs maladies, témoin les tentatives faites pour la dénommer. Sous son couvert toutes les entités morbides les plus redoutables semblent s'être donné rendez-vous dans la même peau humaine, pour attaquer une à une toutes les forces du patient, se jouer tour à tour des ressources de la science, emporter finalement le malade ou le laisser encore à la vie pour faciliter au médecin une guérison dont il ne peut s'attribuer peut-être qu'un honneur illusoire.

Au milieu de phénomènes si complexes, sera-t-il donc possible de trouver une substance dont l'action puisse se diversifier à l'infini, suivre la maladie à chaque pas, défendre les organes contre les envahissements, et neutraliser complètement son influence? Non, nous sommes encore excessivement loin de ce progrès, que même l'on ne réalisera jamais. Ce qu'il faut avant tout, c'est une méthode, large, complète, synthétique, qui réunisse tous les moyens de succès épars, et qui, si elle ne guérit pas spécifiquement, aide à guérir le plus souvent possible, en atténuant les effets du mal, en réparant les brèches faites, en rendant des ressources à l'épuisement, en empêchant en un mot le malade de trop pencher d'un côté ou d'un autre; pendant lequel temps la vie se continue, cherche à reprendre insensiblement son harmonie détruite et finit par triompher, aidée bien certainement dans ce triomphe par la science du médecin, qui a veillé attentivement à l'intégrité des organes.

Mais c'est surtout parce qu'il existe une modalité spéciale de santé ou de souffrance dans chaque individu, qu'il faut nier le traitement unique ou spécifique de la fièvre typhoïde. Examinez cette diversité d'organisations physiques et morales, ces différences de sensitivité qui se heurtent, ou se confondent, ou se rapprochent, ou se repoussent, et dites si le même remède comme le même aliment peut leur être également salutaire à toutes. Tel a une prédominance visible du sang; veines, peau, muqueuses, cœur, artères, tous les organes en sont surchargés; aussi chez lui la vie est-elle toute d'expansion, d'activité extérieure; il est clair d'avance que toutes les complications de la maladie auront un caractère bien défini, toutes elles tiendront presque toujours à des inflammations franches; le fond lui-même de la maladie sera complètement inflammatoire: le sang et les nerfs, voilà les deux puissances opposées qui se partagent la vie, et qui sont pour elle une source de douleurs ou de tranquillité suivant qu'elles se combattent ou s'harmonisent dans une juste mesure, analogues en cela à nos deux natures physiques et morales.

Chez un autre, on trouvera des fibres molles et irritables, de la sanguinité et de la nervosité à la fois, sur une trame médiocrement solide; dans ce cas, il y aura tout à craindre, puisque la solidité du tissu ne sera pas en rapport avec l'énergie des deux éléments primitifs, dont les désordres pourront donner lieu à des orages fatals; aussi le tempérament nervoso-sanguin est-il celui que le médecin doit surveiller avec le plus de soin. Il n'en est plus de même de ces tempéraments lymphatiques qui nous offrent ces chairs bouffies, ces membres empâtés, presque étrangers à la vie d'expansion et d'extériorité, et animés par la seule activité de nutrition; et dans un autre ordre, ces cheveux bruns avec des yeux larges et d'un bleu clair, ces muqueuses d'une pâleur caractéristique, ces membres grêles et secs : ici, mollesse générale, qui se repercute dans les phénomènes de la maladie; la faiblesse tient lieu de forces, il ne survient pas de foyers d'incendie, et la nature très-souvent se sauvegarde plus par elle-même que par les ressources de l'art. Aussi peut-on dire en face de ces cas, comme Tissot, que c'est agir en médecin très-habile que de ne prescrire aucun médicament.

Tout ce qui précède va paraître un peu d'imagination à ceux qui admettent purement et simplement que, dans la fièvre typhoïde, on fera régulièrement vomir tel jour, puis prendre du calomel tel autre, laissant le reste à la prévoyance de la nature; qu'il est illusoire de s'enquérir des habitudes du sujet, des influences des lieux, de celles de la saison. Ce n'était pourtant pas l'avis de Baglivi lorsqu'il s'écriait : *Scribo in aere romano :* cet aveu échappé de sa plume indique une vérité profonde qu'Hippocrate signalait en disant que le caractère des hommes tient du sol qui les a vus naître; lourds ici, légers ailleurs; l'homme de la plaine, l'homme de la montagne, le vigneron ou le cultivateur ont chacun une existence différente; chaque homme, si on peut le dire, pour porter à sa dernière limite l'aphorisme de Baglivi, a une atmosphère propre, dans laquelle il vit à part, atmosphère dont il est nécessaire d'étudier les vicissitudes. Or, dans la fièvre typhoïde, c'est cette atmosphère individuelle qui doit attirer l'attention plus que dans toute autre maladie ; c'est elle qui doit rendre tout praticien soupçonneux à l'endroit d'une médication uniforme, tant vantée soit-elle, c'est-elle enfin qui prépare au tact médical ces succès refusés aux obstinations de l'empirisme.

Déjà la pensée de Baglivi revet sous la plume de M. le professeur Forget quelque chose de clair, de positif, d'appréciable même, lorsqu'il nous montre (De la Diathésé Gaz. des Hôp. 55) le rôle que joue l'élément diathèse dans la pathagenie, dans la symptômatologie, dans les terminaisons, dans la thérapeutique des maladies. Qui n'applaudira en effet à cette conclusion : « En résumé, la diathèse c'est l'inconnu, c'est l'expression de ce *quid desideratum* qui reste au fond du plus grand nombre des problèmes médicaux ; c'est un grand hiéroglyphe, un X algébrique apposé par la nature au fronton de l'édifice médical. Habitués que nous sommes à nous payer de mots, nous acceptons celui-ci comme une solution, sans nous apercevoir que nous réalisons ainsi l'argument vicieux de l'ancienne scolastique : *Obscurum per obscurius.*

Mais en fait, ce mot est une grande vérité philosophique ; car il constitue comme le symbole de l'ubiquité de notre ignorance, en même temps qu'il implique virtuellement l'idée d'un état positif, d'une condition organique réelle chez le malade, et non pas une simple négation ; condition organique mystérieuse dont la détermination est offerte comme un but ineffable à l'ardeur, à la sagacité de nos disquisitions. »

« L'étude des circonstances, dit M. Bouilland, est un des points les plus délicats de la clinique, et leur connaissance, leur juste appréciation, est le secret des habiles maîtres; c'est là un des privilèges de ce que l'on appelle généralement le tact médical. »

Ce privilège, il faut l'espérer, finira par devenir insensiblement accessible au plus grand nombre; en lui on trouvera peut-être ce positivisme, rêve quotidien de beaucoup de confrères; les efforts des hommes sont collectifs et leurs succès finissent par rejaillir sur tous; le suprême effort de la science sera de généraliser dans le domaine commun, ces jets d'inspiration qui élèvent si haut les grands maîtres dans le souvenir des médecins.

L'étude des circonstances est du plus haut intérêt dans la fièvre typhoïde; elle est devenue, si l'on peut s'exprimer ainsi, la question palpitante d'actualité, mais si laborieuse qu'elle puisse être, elle doit devenir facile, parce que les éléments de la maladie, malgré leur complexité, tendent à mieux se définir chaque jour; c'est l'étude des circonstances, c'est la recherche de la détermination organique diathésique qui peut nous donner le secret de ces guérisons mystérieuses, ou de ces morts inattendues dont la cause une fois dévoilée nous aidera à conjurer bien des revers, en nous montrant des issues nouvelles, en apportant une lumière plus complète au chevet du malade.

Et de fait, ne résulte-t-il pas des recherches de la statistique que les méthodes de traitement comptent toutes, jusqu'à un certain point, le même nombre de succès ou de revers? D'après cela, n'est-on pas en droit de poser ce dilemme : ou les remèdes ne sont pour rien dans le résultat, et alors la thérapeutique de la fièvre typhoïde n'est qu'une amère illusion, ou ils ont sur lui une action réelle, indiscutable; dans ce cas, il s'agit

d'arriver par des recherches suivies, attentives, conscien-
cieuses, à déterminer quand cette action doit être
nuisible, quand elle doit être utile, ce qui revient à poser
la question de cette manière : quelles sont les conditions
organiques principales de la fièvre typhoïde et quels
sont les remèdes qui leur correspondent favorablement.

Depuis longtemps nos études sur la fièvre typhoïde
nous ont conduit à la recherche des circonstances patho-
logiques et de la détermination organique qui pouvaient
ouvrir à nos indications une voie rationnelle ; les
succès que nous avons obtenus dans ces quatre dernières
années justifient pleinement la légitimité de cette recherche, et nous font espérer l'indulgence et l'attention de
nos confrères dans le récit plein de sincérité qui va suivre
de notre expérimentation clinique.

De nos jours on a beaucoup médit de la saignée appli-
quée aux typhoïques, souvent on lui a attribué la mort
des malades, et si l'on ne proclame pas hautement son
inutilité pour ne pas dire plus, il n'en résulte pas moins
qu'on se montre très-défiant à son égard dans les jour-
naux, dans les brochures et dans un certain courant
d'idées et d'opinions. Il faut faire une remarque, c'est
que tous les médecins illustres des âges antérieurs, l'ont
employée avec faveur et discernement à la fois, comme
il résulte des savantes recherches de M. le professeur
Forget, tandis qu'en même temps leurs adversaires
tombés dans l'oubli, lui préféraient systématiquement
et empiriquement des remèdes opposés ; dans ce conflit
donnerions-nous droit aux derniers, et nous montrerions-
nous ainsi moins rationalistes de fait que de nom ; ne
sommes-nous pas assez éclectiques pour savoir accorder

aux uns et aux autres la part de vérité qui leur convient?

La doctrine des éléments toujours si féconde, peut juger clairement le procès en litige : elle nous montre, d'accord avec l'expérience, que chez les sujets sanguins, au début de la maladie, lorsque l'inflammation commence à s'emparer de l'intestin, la saignée soit générale, soit locale, produit de bons résultats; lorsque la fièvre est intense, le ventre douloureux, elle modère la fièvre, elle tempère et affaiblit la douleur, et dans ces circonstances le médecin n'a jamais à se la reprocher; elle produit une détente favorable, elle amène des sueurs que l'on ne doit pas toujours regarder avec indifférence ; et de plus s'il survient des complications soit du côté du cerveau, soit du côté des organes respiratoires, la saignée peut en conjurer le danger; et bien souvent dans ces cas, on la trouvera couenneuse, ce qui prouve que le sang n'est pas toujours si altéré, qu'il ne présente parfois un excès de fibrine et que son défaut n'est pas le fond essentiel de la maladie.

Que si la fièvre typhoïde est déjà avancée, les follicules en voie d'ulcération, le malade plongé dans l'adynamie, suite de privations ou de fatigues, si l'on prévoit sa durée devoir être longue, quel est le médecin, dans ces circonstances, qui ne repousserait pas un moyen contradictoire avec les éléments organiques en présence; dans ces cas, la saignée est nuisible, on le sait, on ne le conteste plus, elle favorise la résorption des produits typhoïques, les congestions passives, et la déperdition des forces: mais de là à la proscrire complètement il y a bien loin.

Huxham, ce grand rationaliseur que nous aimons beaucoup à lire et à citer, et que si souvent les modernes répètent sans le savoir, avait déjà dit : « La raison pour laquelle on doit saigner dans le commencement de ces fièvres, c'est afin d'empêcher que la fièvre n'aille trop loin, et ne produise des inflammations au cerveau, aux poumons, ou dans quelque autre partie essentielle de la vie, auxquelles la surabondance d'un sang riche et épais, violemment agité, est très-propre à donner naissance. Malgré cela, l'infection aura toujours son effet, ajoute-t-il plus loin : la contagion affaiblit les forces des solides et tend à dissoudre le sang, par conséquent toutes les fois qu'on soupçonne qu'une fièvre vient de contagion, on doit saigner avec réserve. » Ces paroles qui nous paraissent empreintes d'un profond sentiment de la vérité, sont répétées tous les jours comme des nouveautés fraîchement écloses.

Obs. II. En 1846, 5 mois après ma sortie de l'école, je soignai une grosse jeune fille de 18 ans, présentant tous les symptômes les mieux marqués de la fièvre typhoïde ; elle avait des épistaxis coup sur coup et abondamment ; les parents alarmés ne voyaient dans cette maladie qu'un effet de la pléthore et invoquaient la saignée à grands cris ; la force et l'énergie du pouls m'autorisaient à les suivre dans leurs idées sans faire acte de faiblesse ; je fis cinq saignées qui n'empêchèrent pas la malade de se guérir fort bien ; la justification de ce succès se trouve dans cette diathèse morbide si savamment établie par notre savant maître : Nous doutons qu'une maladie du sang puisse aussi bien s'accommoder de saignées répétées.

Nous avons plusieurs observations qui démontrent clairement le bienfait des évacuations sanguines dans la maladie qui nous occupe ; il serait non seulement fastidieux, mais téméraire d'insister sur un chapitre qui

a été parfaitement élucidé ailleurs (1). Ajoutons seulement qu'il est une forme de tempérament tout-à-fait antipathique à ce moyen, c'est la forme lymphatique, dans laquelle on trouve cette mollesse de chairs pâles, avec des cheveux clairs et des yeux bleus de faïence; mollesse générale qui n'empêche pas les apparences d'un certain degré de réaction inflammatoire. Dans les cas douteux, nous employons un moyen explorateur qui nous inspire assez de confiance : Nous faisons asseoir le malade sur son séant, et s'il conserve la vigueur de son pouls, malgré la fatigue qu'il éprouve dans cette position, nos hésitations cessent presque toujours avec un bon résultat — Si après une saignée, le pouls devient large, mou et plus rapide, il faut se défier d'une nouvelle évacuation.

Pour nous résumer, disons que la médication antiphlogistique a peut-être autant sauvé de malades que les purgatifs.

Et cependant la médication évacuante, sans cesse tant vantée, conserve toujours de nombreux fidèles, soit qu'elle flatte les idées préconçues à l'endroit de la maladie, et paraisse de loin se trouver en harmonie avec les théories humorales, soit aussi qu'elle offre à beaucoup de praticiens, ennemis de l'expectation, un moyen, une voie quelconque, à défaut d'autre plus sûre, et puis il y a dans le mot purgatif un je ne sais quoi de mystérieux qui séduit bien des imaginations. Toutefois il n'est pas moins vrai que malgré l'impuissance avérée de ses promesses, elle a résisté à la réaction, cette épreuve fatale de toutes les idées nouvelles ou du moins chaudement émises.

(1) De la médication antiphlogistique, traité de l'entérite folliculeuse du prof. Forget.

Dans un livre dû à une plume consciencieuse et distinguée (1), et qui aurait pu être une œuvre considérable, les purgatifs sont encore indiqués comme la méthode la plus efficace; la revue médicale par M. Renouard nous a montré les vomitifs comme un véritable bienfait pour les malheureux typhoïques; enfin, dans le compte rendu de sa clinique, Valleix n'a pas été moins favorable à l'emploi de ces remèdes.

Jusqu'aujourd'hui ce qui résulte de ces préférences, c'est que, comme l'a dit M. Louis, il faut reconnaître, et l'on reconnaît généralement que ces agents n'ont pas tout l'effet nuisible qu'on leur a attribué pendant long-temps sur la marche et l'issue de la maladie. C'est le principal argument développé par M. Max-Simon dans ses études d'Epidémiologie; c'est aussi ce qu'a affirmé un très-éminent professeur, M. Andral. Là n'est donc plus la question, elle doit s'élever d'un degré de plus; il s'agit, pour tous les praticiens, d'étudier quel est le moment propice à l'emploi des purgatifs, quand peuvent-ils être utiles, quand peuvent-ils être nuisibles; voilà les questions qu'il faut étudier, élucider, résoudre même; il ne suffit plus de s'endormir quiétement sur un premier résultat obtenu, à savoir : l'innocuité plus ou moins assurée de la méthode évacuante. Mais, pour aller plus loin, il faudra compter les faits, additionner les preuves; or, voilà la grande difficulté, source de bien des erreurs, de bien des illusions. Je conçois que l'on établisse une statistique avec des cas de pneumonies, parce que la pneumonie, sauf le plus ou le moins, est toujours à peu près identique à elle-même; mais l'enté-

(1) Max-Simon.

rite folliculeuse a mille aspects, mille formes diverses.

Ensuite, une considération très-importante, c'est que très-souvent elle se guérit toute seule; or, s'il est démontré qu'elle se guérit seule, s'il est beaucoup de ces sujets, voués d'avance à la guérison, qui ont été purgés, où trouver dans ce fait l'utilité des purgatifs, et comment venir aligner ces chiffres avec d'autres plus probants? Ces malades ont eu le canal intestinal plus ou moins balayé par l'eau Sedlitz; mais comme ce lavage est, dit-on, inoffensif, ils auraient pu fort bien s'en passer, et l'on attribue à cette médication un succès qui n'est dû qu'à la bénignité du mal d'abord, à l'heureuse nature des malades ensuite. D'un autre côté on n'emploie pas les purgatifs seuls, on leur associe une médication plus ou moins symptômatique; or, voilà un typhoïque qui a la poitrine prise, qui est sous le poids d'une faiblesse radicale ou qui a des douleurs intolérables; vous lui donnez ou du kermès, ou du quinquina, ou de l'opium; vous lui appliquez des vésicatoires et puis il guérit; car, sans votre quinquina ou vos vésicatoires il serait peut-être mort, tué par une complication quelconque : où est donc ici la grande efficacité des purgatifs? il est vraiment difficile de faire la part de chacun de ces remèdes. Bien plus il est des constitutions médicales tutélaires, il en est de singulièrement perfides, il est des séries de malades qui appartiennent tantôt à la classe souffreteuse, tantôt à la classe privilégiée, comment tenir compte de toutes ces circonstances dont je n'indique que la centième partie. Avouons-le donc, la statistique est toujours incomplète, laisse toujours à désirer, et jamais un chiffre ne résumera l'excessive variété des faits; il faudrait pour que les témoignages parussent irrécusables, qu'elle fût employée sur une très-large échelle, par des hommes spéciaux et répétée au milieu des circonstances les plus diverses (1); or, aujourd'hui, elle n'a fait encore qu'effleurer la question; le plus sûr moyen d'être édifié sur la valeur des purgatifs, c'est donc d'étudier sans cesse leur action sur chaque cas pris en particulier; là seulement nous trouverons des preuves qui seront plus concluantes que cette moyenne vague et élastique que l'on tire de chiffres groupés l'un à côté de l'autre, souvent avec un certain esprit de préméditation, qui ne sait pas faire la part de la nature.

Voyons quelques-uns de ces cas particuliers.

Dans bien des cas, il est donc reconnu que les purgatifs sont non seulement inoffensifs, mais encore quelquefois utiles; exemples :

Obs. III. En novembre 1847, je soignais dans la même maison les deux sœurs atteintes de fièvre typhoïde; l'aînée de 18 ans et la cadette de 16, grosses filles aux joues blafardes, aux membres épais; langue sèche, peau chaude, narines pulvérulantes; pas de sueurs, délire la nuit, ventre très-ballonné, constipation, pouls fort et rapide. Cinq saignées furent pratiquées, trois à l'aînée et deux à la jeune; aucune amélioration. Cinq jours après, et pour vaincre la constipation, elles prirent plusieurs fois du sulfate de magnésie; le délire cessa, la peau redevint plus fraîche, le ventre plat, et elles se guérirent évidemment sous l'influence rapidement démontrée pour moi de ces deux ou trois purgatifs.

## Autre exemple :

Obs. IV. Enfant de 12 ans, lymphatique nerveux; huit jours de maladie; presque pas de symptômes abdoménaux, mais engouement

(1) La statistique exige une sagacité à toute épreuve, une grande expérience et un jugement parfait.

considérable des deux poumons; toux sèche sans crachats, céphalalgie, brisure des membres, épistaxis, langue muqueuse, soif vive, pouls fréquent ( *Vesic , susternal , potion avec kermès ).* Cinq jours après, le ventre s'élève et devient douloureux, la fièvre monte; peau chaude et sèche, langue et dents encroutées, délire, grande agitation pendant la nuit, constipation. Le ventre ne me paraissant pas trop pris, je prescris 50 gr. huile de ricen, frict-merc-abdom. 6 selles. Le lendemain je trouve la poitrine dans un meilleur état, le ventre est moins ballonné et moins douloureux, stomatite légère; deux jours après, la peau n'est plus chaude, la soif nulle, mais le délire augmente; il survient des selles involontaires, *escarre au sacrum ,* bouillons et lotions d'eau de quinquina; au bout de quatre jours, éruption furonculeuse sur toute la surface du dos et de la poitrine, retour des forces, puis guérison.

Obs. V. Quelques mois plus tard, je me trouvai près d'un malade que je soignais depuis un mois et qui allait mieux, mais qui, pauvre ouvrier, pressé par l'ouvrage, trouvant le temps long, me demande un purgatif, croyant hâter la venue de sa convalescence. C'était un homme petit, au teint rose, aux yeux vifs, au système nerveux, assez développé; il prit donc 40 gr. de sulf. de magnésie; le lendemain il me fit appeler, il avait eu des selles très-nombreuses, de violentes coliques, et finalement une vive douleur pongitive dans le flanc droit, qui, disait-il, allait le faire mourir; il avait la face pleine d'anxiété, les traits tirés, le cou couvert de sueurs, le pouls petit, très-rapide, saccadé et tremblottant; il fut huit jours très-mal, et pourtant se guérit.

Voilà quatre malades chez lesquels les purgatifs ont eu une action manifeste; efficace chez les trois premiers, nuisible chez l'autre; en mettant en regard des faits pareils, on arriverait bientôt à savoir mieux quand et comment on doit employer ces moyens.

Essayons donc de rationaliser ces faits :

Evidemment, les deux filles ont été gravement

atteintes, et l'amélioration survenue après l'administration du sulfate de magnésie, doit être prise en grande considération. En employant de prime à bord la saignée, nous nous étions adressé à un élément qui n'apparaissait qu'à la surface et n'existait réellement pas ; ces deux filles, d'une nature un peu paresscuse et gourmande, sacrifiant tout *vitæ ventris,* appartenaient plutôt par leur tempérament à ce que l'on peut appeler la pléthore lymphatique. Ne dit-on pas, en effet, qu'une alimentation exubérante et grossière détermine l'altération des fluides, la prédominance lymphatique ; ne dit-on pas que la prédominance du système artériel ou du système veineux détermine des modifications remarquables dans les aptitudes morbides ; et que si, par exemple, les veines profondes l'emportent en développement sur le reste du système circulatoire, elles prédisposent spécialement aux affections des organes abdominaux, aux engorgements des gros viscères.

Peut-être que dans les deux cas précédents nous avions à faire à une situation analogue, et les purgatifs administrés, en diminuant la prédominance vasculaire interne, en éliminant tout ce qui pouvait y devenir cause de stagnation, de congestion, ont bien pu éloigner les dangers habituels de la fièvre typhoïde et faciliter à celle-ci une heureuse issue. Ce sont là des considérations qu'il ne serait pas inutile de poursuivre et d'examiner sur de nombreux cas ; déjà les anciens et Van Svieten entre autres, ont touché à ces questions, mais ils y font intervenir des théories si antipathiques aux idées médicales actuelles, qu'il serait téméraire d'essayer une conciliation quelconque. Pourtant il est pénible de rapporter à la seule explication du hasard des phénomènes dont la raison doit être le but des recherches de la science.

Chez le troisième malade, l'efficacité du purgatif paraît aussi évidente, car un commencement d'amélioration au milieu d'un état grave, en est la suite immédiate. Il est probablement bien des cas dans lesquels on peut obtenir un résultat analogue, mais de là à une méthode générale, à un emploi continu, aveugle même, il y a bien loin. Les défenseurs de cette médication pourraient dire qu'employée plus tôt ici, l'amélioration eût été moins lente à se produire; mais il est douteux qu'elle ait pu agir sur l'état du poumon, qui réclamait avant tout les premiers soins; ensuite il est à remarquer qu'il n'y avait nullement à insister sur l'emploi continu des purgatifs, puisque les toniques ont permis de s'adresser à un élément devenu principal, la débilité; ce qui a contribué à sauver le malade.

Cette observation justifie encore l'aphorisme d'Hippocrate, où il est dit : si l'on donne un médicament purgatif dans les circonstances où les matières sont prêtes à être chassées du corps, le remède réussit et soulage ; mais au contraire, si les premières conditions manquent, le remède est sans succès et les malades en sont cruellement molestés.

Chez le quatrième malade enfin, le purgatif a produit un effet déplorable; qu'on ne dise donc pas qu'il est toujours innocent; n'est-ce donc rien pour un pauvre typhoïque, brisé par l'accablement et la fièvre, d'être tourmenté par des selles fréquentes, et la fatigue du remède ne s'ajoute-t-elle pas encore à la fatigue de la maladie, n'augmente-t-elle pas cette prostation si difficile à vaincre? Lepecq de la Clôture n'observa-t-il pas, dans l'épidémie de fièvre typhoïde de Caen, que, contrairement à ce qu'il avait vu si souvent, les purgatifs déterminaient des évacuations considérables et dont le résultat était une aggravation visible de la prostration ; ce qu'il expliquait par l'atteinte profonde portée dès le début de l'affection aux fonctions vitales ; il revint aux antiphlogistiques et il fut un peu plus heureux (1). Les anciens médecins n'avaient pas notre exclusivisme, aussi pourraient-ils récuser bon nombre des conclusions que nous mettons sous leur patronage.

Quoi qu'il en soit de notre insuccès, on peut l'expliquer en disant que le sujet ayant beaucoup d'énergie morale, de vivacité, de nervosité, si je puis le dire, sa fibre plus irritable devait bien moins permettre la présence d'une substance irritante sur la surface de l'intestin ulcéré, et cet effet devait retentir d'autant plus fortement chez lui, que, contrairement aux deux grosses filles, insouciantes et molles, chez lesquelles le système nerveux était comme engourdi dans le lymphatisme, il était tout nerfs : ce contraste nous paraît plein d'enseignement.

C'est peut-être ici le cas de répéter avec Huxham : « c'est sans doute du tissu plus ou moins ferme du corps que dépend en grande partie la bonne ou la mauvaise santé de notre vie. La doctrine du laxum ou du strictum des anciens méthodistes, bien entendue, peut être d'une très-grande utilité en médecine. »

Le même auteur nous paraît, parmi les anciens, avoir le mieux rationalisé l'emploi des purgatifs, dans la fièvre typhoïde ; on dirait ses paroles d'hier ; il donne le conseil de purger vers le neuvième jour et doucement ; par ce

_______________

(1) Max-Simon, ouvrage cité.

moyen, dit-il, je préviens l'amas et la corruption de cette matière bilieuse dans les premières voies, et je l'empêche encore de passer dans le sang. M. Bouillaud admet la valeur des purgatifs vers la fin de la maladie et pour des raisons qui ont quelque rapport avec celle du médecin anglais. M. le professeur Forget permet de les essayer sans trop de danger lorsque la gastricité existera 1° sans fièvre intense, 2° sans douleur abdominale, 3° sans vomissements, 4° sans diarrhée; principalement encore dans les premiers temps de la maladie. Ce sont là, croyons-nous, des opinions qui ne manquent pas de vérité, et hors desquelles on peut vraiment se créer des périls.

Nous oserons ajouter : lorsque vers le troisième septenaire plus ou moins, il est survenu une amélioration évidente, si le ventre reste ballonné sans douleur, mais avec un gargouillement étendu, si les selles restent fétides, hétérogènes, s'il survient du tenesme, un ou plusieurs purgatifs doux peuvent produire un bon effet.

Il est vraiment des théoriciens trop exacts; ils concluent immédiatement de l'infection ou d'un empoisonnement quelconque à l'emploi de la médication évacuante; cela est fort bien, mais la nature est quelquefois rebelle à nos volontés et, comme l'a dit Portal, à propos des hydropisies, combien de fois n'arrive-t-il pas de prescrire des remèdes pour exciter les sueurs et de n'en obtenir qu'un surcroît d'urines; combien de fois au contraire en prescrivant des diurétiques, n'obtient-on qu'une purgation? c'est que certains remèdes produisent dans certaines occurrences des effets heureux, dans d'autres des effets funestes; c'est que la nature a des couloirs où elle incline, des voies particulières qu'elle s'ouvre, et lorsqu'on veut lui en faire adopter d'opposées, la maladie sévit avec plus de rigueur ; ses mystères sont pour nous choses cachées et enveloppées qu'il faut déplier et découvrir peu à peu (V. Svieten). Or, il n'est pas avéré que les voies d'élimination de la fièvre typhoïde soient toutes dans l'intestin, tant s'en faut ; les forces de l'organisme ne convergent pas exclusivement vers ce point, bien souvent elles s'en éloignent ; on devra donc reconnaître qu'une médication exclusive dans ce sens peut se trouver contradictoire avec les tendances de la nature et devenir inefficace et même nuisible. On admet une altération du sang, mais cette opinion n'est encore fondée que sur une hypothèse ; il y a bien dès le principe en effet une modification du sang produite par l'introduction dans l'organisme d'un principe étranger, mais la véritable altération du sang, dans la fièvre typhoïde, celle qui nous tombe sous les sens, provient de l'entérite folliculeuse, c'est-à-dire de l'absorption par les veines, les vaisseaux lymphatiques, des matières exhalées, secrètes, expulsées par la surface intestinale malade ; il y a l'altération du sang par suite de l'altération de la nutrition, mais pas autre chose.

Quoi qu'il en soit, on ne peut nier que la raison, la logique, le bon sens même ne soient du côté de ceux qui admettent la valeur de l'entérite folliculeuse contre les partisans exclusifs d'une altération du sang, qui a de si capricieuses allures et qui reste pour eux, comme pour tout le monde, une espèce d'inconnu. M. Renouard (1), qui ne se prononce ni pour l'une ni pour l'autre des

(1) Revue médicale, 1855.

deux opinions, tâtonne et se donne une peine extrême pour rechercher la cause des morts fréquentes causées par la maladie et qu'il attribue aux lésions pulmonaires ; sans doute les auteurs n'ont pas dit : elle est dans le poumon, ou dans le cœur, ou dans le cerveau, mais elle est partout, parce que la maladie se généralise, affecte tous les organes et les détruit à la longue.

Il est vrai que l'on a trop souvent à déplorer les funestes effets de la splénification du poumon, pour ne pas chercher à la prévenir ; mais le moyen qu'il nous indique sera-t-il toujours complètement efficace? On peut bien admettre avec M. Andral que les vomitifs impriment par fois des modifications puissantes et avantageuses aux agents d'un grand nombre de secrétions ; mais ce qui les rendra toujours insuffisants, dans un grand nombre de cas, c'est l'entérite folliculeuse, c'est cette surface de plusieurs pieds de longueur, ulcerée, gangrenée ; c'est cet état analogue au traumatisme qui produit des complications si graves chez les opérés ; c'est que, comme le dit M. Andral, ces manifestations diverses de la respiration sont évidemment le résultat du trouble, de l'inervation ; et puis ce sang, qui stagne dans les poumons, qui en exalte la température normale pendant que le tissu cutané reste inactif, doit avoir une influence non encore appréciée sur la sécurité de la substance pulmonaire. Ne cherchons donc pas des traitements univoques, et en effet, « que de peines, de sagacité, de génie perdus à la recherche des spécifiques! tant de labeurs se réduisent à la découverte encore fortuite, nous dit-on de la vaccine, qui prévient, mais ne guérit pas la variole ; du mercure, qui ne convient que dans certain cas de syphilis, manque souvent son effet et produit parfois de graves accidents ; du quinquina, qui guérit bien des fièvres paludéennes, mais n'est pas non plus sans défaillance et sans inconvénient ; pour tout le reste, néant, ou du moins ressources illusoires ou précaires. » *(Prof. Forget. De la généralité et de l'unité de la maladie. Union médic. 56.)*

On devrait nier les spécifiques, à en croire le sens abstrait du mot ; on dirait que certaines maladies ont été créées pour eux, et eux pour ces maladies ; ils ne sont pas spécifiques des maladies, mais des altérations que celles-ci produisent, et cela à cause des modifications qu'ils apportent dans la substance d'après les lois de la nutrition ; toujours s'élèvera au lit du malade la question de quantité : élever le ton ou l'abaisser, exciter la nutrition ou la suspendre, voilà les deux limites qui renferment l'étendue du sens pratique ; le strictum et le laxum de Sthal est parfaitement vrai, et résume en deux mots les bases de la thérapeutique. Certes, lorsque l'on a affaire à une maladie de cœur, à quel spécifique voudra-t-on recourir, à la saignée ? à la digitale, au fer, suivant l'élément morbide prédominant? on tâche de choisir avec un grand discernement ; eh bien, ce que l'on fait dans les maladies du cœur, on doit le faire encore avec plus d'attention et de vigilance en face d'une fièvre typhoïde, parce que la part de l'inconnu y est plus grande, parce que les nombreuses modifications qui s'y produisent réclament plus d'un moyen. Mais ce culte des spécifiques est très-commode ; il permet à l'esprit de dormir sur l'oreiller de la fatalité, pendant que le doute se repose.

Précisez, purifiez vos indications thérapeutiques, et le nombre de vos spécifiques s'accroîtra.

Avec les idées du jour, ces quelques considérations critiques, touchant les purgatifs, pourraient paraître vaines, insuffisantes, téméraires peut-être, si elles ne s'appuyaient sur des faits probatoires. Essayons d'en fournir au moins un.

Obs. VI. Vers le 6 avril 1852, j'allai voir pour la première fois une petite fille malade depuis un mois ; je reconnus une fièvre typhoïde à son déclin et je prédis la guérison prochaine, etc. Ma visite faite, le père se plaignit d'éprouver, tout en continuant ses occupations, de la fatigue, de l'inappétence, de la titubation, des éblouissements, de la gêne à l'estomac, etc. je conseillai lavements, bains de siège, diète ; amélioration au bout de huit jours, puis voyage dans une forêt voisine, après quoi fièvre assez intense quotidienne — consulté, je prescris du sulfate de quinine.

23 avril. Hébétude, langue sale, soif intense, ventre ballonné, pouls maigre — (limonade scy., sulfate de quinine 0, 40).

Le sulfate de quinine me parut indiqué par une intermittence parfaitement bien caractérisée, d'après le dire des garde-malade ; il fut mal supporté, parut augmenter la fièvre, et bientôt l'entérite folliculeuse apparut dans toute la plénitude de ses symptômes : hébétude, lenteur des réponses, soif vive, langue sèche, un peu raccornie, couverte d'un enduit jaune grisâtre, rouge à son limbe — râles typhoïdes à la partie postérieure droite du thorax, ventre très-arrondi et élevé, douloureux, quelques selles — pouls à 120, large et mou. (Frictions merc. abdom. pilul. de sulfure noir — catapl. lavem. tisanne émoll.)

Pendant 8 jours, la maladie s'accrut ; je fis cesser l'usage des pilules, je revins à la médication émolliente simple, et l'amélioration en fut le résultat presque immédiat ; le ventre redevint plat, insensible, les selles normales, la poitrine débarrassée, la parole nette, de l'appétit — huit jours après ce succès, le malade, pour aller plus vite, commit un écart de régime ; bientôt ses selles parurent colorées en rouge, l'hébétude revint, le ventre se tuméfia à gauche, et 6 jours après, le malade finit au milieu de l'appareil typhoïde bien développé, après avoir rendu des caillots de sang.

Cette observation rapide nous semble comporter avec elle un grand enseignement ; ce qu'il faut remarquer d'abord, c'est la bénignité de l'entérite folliculeuse, suivie d'un commencement de guérison que des soins exacts pouvaient consolider : premier exemple de ces fièvres typhoïdes légères, dont on récuse l'existence, et si communes pendant les épidémies ; en second lieu survient un redoublement de l'état primitif avec fièvre intermittente quotidienne. Quoique je fusse parfaitement sûr d'une maladie intestinale, j'ordonnai néanmoins le sulfate de quinine, pour obvier au moins à un symptôme, sinon à tous ; le résultat en a été nul, contrairement à ce qu'affirment des confrères qui veulent aussi faire du sulfate de quinine un spécifique contre la fièvre typhoïde ; et que pouvait-il faire en effet contre ces plaques de Peyer ulcérées et peut-être déjà gangrenées ? absolument rien, sinon devenir un impédimentum, et le sulfure de mercure ensuite n'entretint-il pas d'une manière évidente l'état d'irritation, d'inflammation de ces plaques, état d'irritation qui céda promptement à la médication antiphlogistique émolliente, comme il avait déjà cédé la première fois ? Mais ce qui donne surtout de l'importance à ces détails, c'est cette dernière rechute qui cause la mort du malade au moment où le triomphe paraissait assuré : je le demande aux partisans de l'altération humorale, comment expliquer le départ et le retour de l'état typhoïde ; que devenait le miasme, que devenait la maladie du sang pendant les deux intervalles d'amélioration qui ont paru dans le cours de la maladie ; est-ce que, dans ce cas, l'altération intestinale ne paraît pas jouer le rôle principal, et n'est-il pas évident que si le sujet, par son impatience de guérison, n'eût pas commis d'imprudence, il serait arrivé à bon port, parce qu'il n'aurait pas dérangé, détruit la cicatrisation des ulcères de l'intestin, et que c'est cette lésion qui a ramené l'état typhoïde suivi de la mort? Si cela ne s'est pas ainsi passé, qu'on veuille bien expliquer ce fait de manière que tout le monde en profite. En attendant nous oserons poser, avec toute l'énergie de notre conviction, cette conclusion : Que l'entérite folliculeuse domine l'état typhoïde pendant toute la durée de la maladie, sauf ces cas foudroyants dont on ne se rend pas bien compte, et qui relèvent sans doute d'un état diathésique encore incompris.

Nous venons de parler du sulfate de quinine avec une certaine irrévérence, nous avons pourtant à en dire du bien ; comme hyposthénisant, comme anti-périodique, il produit quelquefois de bons effets ; mais il ne faut pas confondre l'intermittence, signe de l'infection générale occasionnée par la fièvre typhoïde, avec celle qui peut s'adjoindre à cette fièvre, tout en provenant d'une autre source. Seulement n'y a-t-il pas quelquefois danger à hyposthéniser sans indication, à affaiblir ou exciter les fonctions cérébrales, à entraver peut-être l'action du système nerveux? Voilà ce qu'il est utile de se demander.

Voici quelques faits qui pourront éclairer sur la valeur de son emploi :

Jeune homme de 22 ans, malade depuis 18 jours, état assez grave — commencement de légère amélioration ; vers minuit, grande agitation, délire ; vers le matin, calme parfait, urines briquetées — il existe dans la localité et les environs plusieurs fièvres intermittentes — Après deux jours de sulfate de quinine, les nuits furent meilleures ; peu à peu le délire ne revint plus , mais l'entérite suivit sa marche et ne fut guérie que 12 jours après.

Le 6 avril 1852 , je vais voir une petite fille de 6 ans, alitée depuis 4 jours et déjà souffrante 8 jours avant : brune lymphatique, aux longues paupières, membres grêles, pâleur — état typhoïde moyen, selles involontaires ; je prescris : frict. merc. abdom. pillules de sulfure noir remplacées deux jours après par le calomel — le ballonnement s'affaisse ; mais ni les selles , ni l'état fébrile ne sont modifiés.

Le 10 dans la nuit, agitation extrème, gémissements, contrac- ture des mâchoires, peau sèche, sueurs par intervalles, pouls à 100, serré et irrégulier ; peu de soif, visage maigre et tiré — Potion avec sulfate de quinine 0,40 et laudanum par cuillerée chaque heure.

Le lendemain , même état — deux escarres au sacrum — même remède — vésic. au mollet.

12. Nuit plus tranquille — Bref, elle revient peu à peu et se guérit.

Je pourrais ajouter, avec d'autres observations , l'his- toire d'un jeune homme de 25 ans, atteint de fièvre typhoïde , pendant le cours de laquelle il survint une éruption de miliaire rouge accompagnée de symptômes nerveux, présentant une certaine périodicité ; le sulfate de quinine améliora sa situation, l'aida à se guérir, mais laissa tout de même l'entérite folliculeuse parcourir ses périodes, d'une manière plus bénigne peut-être.

Il résulte de ces faits que le sulfate de quinine, em- ployé dans la fièvre typhoïde, peut avoir beaucoup d'utilité, lorsque l'on peut saisir les circonstances qui le réclament ; outre cela, donné à doses continues pen- dant plusieurs jours, il m'a paru régulariser le pouls tremblotant, modérer sa rapidité et maintenir la fièvre dans des limites convenables ; ces résultats ont été annoncés déjà par bien des médecins, et Reveille Parise, ce confrère si regrettable, les a confirmés dans un article du Bulletin de thérapeutique. Mais il faut l'avouer, on ne doit pas, d'après cela, en faire un spécifique propre à tous les cas, car les succès précités sont des exceptions rares à la règle.

Il en est de même des autres préparations de quinquina, elles ne peuvent s'adresser qu'à un élément, la débilité ; et encore faut-il distinguer entre la débilité produite par les ravages de la maladie, et celle qui dérive d'un certain appauvrissement de l'économie ; dans ce dernier cas, le quinquina soutient le malade, le relève et lui aide à atteindre la période de convalescence ; mais ces cas ne sont pas aussi communs qu'on le pense : donné trop tôt, il reproduit la chaleur de la peau, la vitesse du pouls, l'allourdissement des membres et la diarrhée ; nous avons été quelquefois obligé de faire cesser son usage dans les circonstances où il nous paraissait bien indiqué ; ce qui prouve que son emploi n'est pas sans inconvénient, c'est que M. Louis l'a déjà spécifié en ces termes : « Les circonstances les plus favorables à l'emploi de ce tonique, sont donc, comme je l'ai déjà indiqué, un pouls calme, puis de moins en moins accéléré, une diarrhée légère, l'absence de météorisme.... ces conditions se rencontrent rarement. »

Ces sages conclusions n'empêchent pas des médecins, haut placés, de regarder le quinquina comme le remède par excellence contre l'adynamie, l'adynamie, ce caractère profond imprimé sur l'ensemble de la vie, par les progrès, les ravages de la fièvre typhoïde ! Que cette question des toniques a de peine à se résoudre ! comme nous piétinons longtemps dans le même cercle ! on prescrit majestueusement l'extrait de quinquina sous des apparences nouvelles, et l'on s'imagine faire du nouveau, à peu près comme nos tailleurs, lorsqu'ils nous donnent les vêtements de nos ancêtres avec une coupe inusitée rajeunie !

Après ces trois médications, il en vient une qui a obtenu de la vogue à différentes époques, c'est la médication par l'eau froide, à laquelle l'hydrothérapie donna un certain retentissement, mais sans démontrer la constance de ses succès. M. Briquet, dans son service de la Charité, essaya les lotions ou frictions d'eau à la glace, généralisées à la surface du corps ; les guérisons n'en furent pas plus nombreuses, et l'on paraissait ne plus devoir songer à ces moyens, lorsque, il y a quelques années, M. Leroy de Béthune fit un grand éloge des lavements froids et des compresses mouillées sur le ventre, précédés d'une ou de plusieurs saignées. Après lui, Valleix a répété l'expérimentation, mais sans avoir obtenu rien de bien merveilleux : ici encore nous tombons dans ces contradictions, cortége habituel des points litigieux de la science.

Il est certain que ce traitement qui agit principalement sur la surface cutanée, peut avoir des effets dont il ne faut pas nier, mais déterminer la valeur. On sait bien que les fonctions de la peau ont une grande influence sur l'ensemble de l'économie ; tous les médecins des eaux thermales, par exemple, ne cessent de le répéter et de le prouver ; on connaît les expériences de M. Foucart et celles non moins intéressantes de M. Robert Latour, qui guérit la pneumonie en enduisant la surface du thorax d'une couche de collodion ; M. Turck de Plombières, médecin aussi éminent que philanthrope infatigable, professe sur les fonctions de la peau une théorie très-originale, trop peu appréciée et qui renferme peut-être un grand avenir; suivant lui, la peau serait un grand réservoir d'électricité négative dont l'influence, contenue dans une juste mesure, est pour les organes internes électrisés positivement, une condition salutaire d'équilibre et d'harmonie. Quand on songe au rôle que l'électricité joue dans la nature, dont elle est un des premiers éléments de puissance et de vie; quand on considère l'importance, dans certaines maladies, des frictions sèches sur la peau, ce moyen générateur ordinaire du fluide électrique, on est moins tenté de dédaigner cette théorie du médecin de Plombières. Et de fait, croit-on que les lotions fraîches à la surface de la peau agissent simplement comme un réfrigérant? Nous avons essayé le froid sec et le froid humide au même degré de température, et sur le même sujet, dans les mêmes conditions: le premier ne pouvait être supporté, et le second produisait un calme inexprimable; pourquoi cette différence; voilà ce qu'il faudrait expliquer pour décider la question. Quoi qu'il en soit, l'eau fraîche, comme toutes les lotions émollientes, ou légèrement acides et stimulantes, conviennent dans la fièvre typhoïde; mais il ne faut leur demander que ce qu'elles peuvent donner; elles s'adressent à l'élément chaleur, dont elles soutirent le surplus, elles font momentanément cesser la sécheresse de la peau, et peuvent agir ainsi, d'une manière indirecte, sur l'activité ou le malaise des organes intérieurs; mais quant à espérer qu'elles peuvent seules guérir la fièvre typhoïde, c'est une erreur; elles ne sont qu'un moyen de plus ajouté à la longue série de ceux que nous connaissons : l'eau froide n'agira pas plus sur l'avortement ou l'évolution bénévole des plaques de Peyer, que la ventilation

des malades, atteints de miliaire, ne mettra fin à celle-ci ;
elle la tempère, mais ne la supprime pas.

Comme preuve que les lotions froides peuvent être
avantageuses, nous citerons l'observation suivante d'une
rougeole à forme typhoïde.

En novembre 1855, presque tous les enfants d'un village furent
frappés de rougeole, avec diarrhée, aphonie et épistaxis fréquentes.
Une jeune fille de 5 ans est d'abord prise d'une fièvre intense avec
épigastralgie et battements de cœur ; le 5e jour, rougeole boutonneuse
confluente, qui disparaît le lendemain ; dès ce moment, 20 novembre,
délire incessant, carphologie, râles muqueux à droite — 5 sangsues
à l'épigastre — le 21, même état typhoïde, râles trachéaux, pouls
à 120, irrégulier — Je prescrivis des lotions tièdes sur la surface de
la peau, et la petite fille alla mieux dès le lendemain et ne tarda
pas à se guérir.

Ce succès démontre bien la réalité des espérances
que les médecins anglais et allemands conçoivent de
ce traitement appliqué aux fièvres scarlatineuses de
mauvais caractère ; il ne veut pas dire que l'on arriverait
de même à juguler, ou plutôt à modérer la fièvre
typhoïde d'une manière toujours égale, et pour cause ;
mais au moins il est une preuve de l'utilité des lotions
froides, lorsque l'on peut saisir les cas qui les réclament.

On a dû voir par les observations données précédemment que nous faisions un large emploi des frictions
mercurielles ; elles forment en effet la base de notre
traitement, et c'est en elles que nous avons la plus
grande confiance. Nous avons commencé de l'employer
après la lecture du Mémoire de M. Serres, inséré dans
le bulletin de thérapeutique ; nous avions alors des cas

très-graves, présentant le *summmum* de l'appareil typhoïde ; les succès obtenus nous ont encouragé dans l'application de cette méthode, qui jusqu'aujourd'hui nous a préservé de ces revers qui découragent. Il faut le dire, les pilules de sulfure noir ne nous ont pas paru fournir de grands avantages ; nous y avons renoncé, ainsi qu'au calomel à doses fractionnées, qui n'apporte une réussite que dans des cas exceptionnels comme tout autre agent. Quand on considère, en effet, l'action du mercure employé en frictions, contre la péritonite, le phlegmon, les engorgements glandulaires, certaines formes de pleurésie, de péricardite, voire même de pneumonie, on ne doit pas s'étonner que ce grand modificateur général puisse agir sur une maladie placée sous la dépendance première de tous les éléments inflammatoires ; là est son action la plus probable, à part l'influence qu'elle peut exercer localement sur les organes abdominaux, tels que les glandes mésentériques, les tuniques intestinales, le péritoine, et peut-être aussi le foie et la rate. Nous avons employé ce traitement dans toutes les périodes de la maladie, et nos résultats, nos conclusions sont d'accord avec ceux de M. Mazade d'Anduze.

Obs. VII. Jeune fille de 13 ans 1/2, lymphatique, sanguine, grosse et grande, bien développée, au visage coloré et taché de rousseur, commencement de puberté. Souvent mal à l'estomac et dans le ventre, et depuis 2 jours (22 juin 52) ce mal est revenu avec force. Céphalalgie, envies de vomir, inappétence, gêne en urinant ; ne peut se lever sans nausées et sans un grand malaise — yeux abattus, visage coloré, langue sale, ventre un peu élevé, sans gargouillement, médiocrement douloureux à la pression ; urines troubles, peau chaude, pouls à 120 — (catapl. émoll. lavem. chiendent, diète).

25. Nuit agitée, céphalalgie plus intense, coliques, un peu de

gargouillement obscur à gauche, constipation — (30,0 huile de ricin).

24. Agitation plus grande — se plaint beaucoup du ventre sans que la pression y développe de la douleur; rien à l'auscultation — (Bain tiède).

25. Même état, seulement l'état fébrile s'exaspère — (8 sangsues sur la région abdom. émoll).

26. Nuit agitée, délire, dit avoir moins mal au ventre, peau chaude et sèche — 120 puls. (frictions merc. abdomin. calomel à doses fraction — solut. de gelée de groseilles).

27. A déliré toute la journée d'hier — nuit entremêlée de cris et de chants — grande agitation — ventre élevé, résonnant, langue sèche, chargée au centre d'un enduit noirâtre; épistaxis fréquentes et abondantes — (lavement de lait miellé; ut supra).

28. Affaissement, sommeil profond, stupeur, narines faligineuses, pouls plus petit — se plaint d'avoir mal à la bouche — (gargar. alumin. sinapismes aux extrémités, cesser la médication merc).

29. Un peu de mieux, ventre toujours élevé.

2 juillet. Pouls à 95, peau moins chaude, langue brunâtre et collante; un peu de toux, râles sibilants; yeux larmoyants, conjonctives colorées en hortensia; ventre toujours élevé à gauche; continue de se plaindre de l'estomac — (lavement de lait miellé).

Elle alla ainsi jusqu'au 22 avec des râles plein la poitrine, et le ventre élevé à gauche; elle fut très-longtemps à se bien remettre.

Ce que l'on doit remarquer dans cette observation, c'est, après la rapidité dans la marche de la maladie, cette succession presque régulière des diverses périodes, où les formes inflammatoires, ataxique et adynamique, viennent apparaître l'une après l'autre; pendant le premier septenaire, l'inflammation aidée par la situation humorale du sujet, domine seule, et nous ne mettrons pas sur le compte de l'adynamie ce grand malaise produit par le lever de la malade; il résulte évidemment de l'état fièvre et douleur; du 26 au 27 l'ataxie débute brusquement, et se trouve suivie deux jours après d'une adynamie bien caractérisée ; ces formes de la fièvre typhoïde ne sont donc pas vaines, et si très-souvent elles n'apparaissent pas avec la même régularité, si parfois, elles s'entremêlent et se déplacent, on peut toujours les retrouver et les suivre. Nous croyons que tout le succès de la guérison est dû à la médication mercurielle, qui pourtant n'a pas été seule employée ; mais le commencement d'amélioration coïncidant avec la stomatite en est presque la preuve ; toutefois, qu'on fasse attention à cette persistance du ballonnement douloureux du flanc gauche, et des râles typhoïdes qui ont accompagné la jeune fille jusqu'au 22 juillet, et l'on sera moins dédaigneux de l'importance des lésions intestinales.

**Les** frictions mercurielles sont tellement avantageuses, qu'après les avoir fait cesser trop tôt, on est quelquefois obligé d'y revenir.

**M.** Serres, en adressant son mémoire, promettait une série de recherches sur les contre-indications de sa méthode ; déjà **M.** Taufflieb de Barr, qui a prôné la médication mercurielle avec une sorte d'enthousiasme, et **M.** Mazade ont avancé qu'elle ne convient pas lorsqu'il existe des phénomènes ataxiques ou adynamiques trop prononcés, ou plutôt lorsqu'il y a une débilitation, une détérioration évidente de l'économie ; nos observations nous ont conduit à confirmer cette remarque ; en voici un exemple.

OBS. VIII. Une jeune fille de 7 ans, brune, pâle, lymphatique, assez bien membrée, habitait chez son père que je soignais d'un érysipèle gangreneux accompagné d'adynamie. Au bout de quinze jours, elle tomba malade, se plaignant de céphalalgie, de douleurs dans les membres ; langue blanche, ventre plat, indolore ; sensibilité

à l'épigastre, peau chaude, pouls très-vite — je crus à une courba-
ture, faisant néanmoins quelques réserves — poudre de Dover, infus.
chaudes, bains.

Cinq jours après, on me prévient qu'elle avait déliré toute la
nuit et se plaignait beaucoup du ventre. A ma visite, physionomie
de stupeur, langue sèche couverte d'un enduit noirâtre, pareil à
une poussière de suie, ventre ballonné et très-élevé, en un mot
les signes les plus considérables de l'entérite folliculeuse — calomel —
frictions merc. — lavements — cataplasmes.

5 jours après, faiblesse extrême, selles involontaires, pronostic
grave. Je prescrivis une solution de 0,50 de sulfate de quinine pour
5 jours. Dès le surlendemain, l'état change en mieux, les forces
renaissent, et 12 jours après, la convalescence était très-bonne.

Cette observation que l'on peut rapprocher de la 6ᵉ
démontre aussi l'utilité exceptionnelle du sulfate de
quinine dans la fièvre typhoïde.

Il serait superflu de citer d'autres faits.

On connait la bizarrerie d'allure de l'entérite folliculeuse, et par suite tous les dissentiments qu'elle fait
naître et qui se traduisent par les différentes dénomi-
nations que l'on applique à cette maladie; ces accidents
divers, qui font varier sa physionomie d'une manière
quelquefois si profonde, n'émanent pas toujours essen-
tiellement de sa nature et de son évolution organique,
si l'on peut le dire, ils ne sont très-souvent que le reflet
d'une modification exercée par des agents extérieurs,
physiques ou moraux. Comme cette activité morbide
spéciale doit avoir une certaine considération aux yeux
du thérapeutiste, il ne sera pas ici hors de propos
d'examiner quelques-unes de ces péripéties qui ont été
déjà signalées par nos maîtres et par des confrères

éminents. C'est, du reste, une question de diagnostic attachée à une question de thérapeutique.

La fièvre typhoïde subit parfois, dans son début, l'influence de la constitution médicale régnante, influence qui dérive de conditions spéciales de température et d'atmosphère. Je dis dans son début, parce que par son allure impérieuse elle ne tarde pas à se montrer sous sa véritable face aux yeux de l'observateur habile.

Ex. Dans le mois de décembre 1849, on m'appelle pour une jeune fille de 20 ans, brune, assez grêle, quoique forte et réglée depuis 2 ans. Elle se plaint d'un point de côté très-intense qui l'accable, de toux sèche sans crachats; peau chaude, soif vive — sangsues, gomme — infusions chaudes. Absolument rien à l'auscultation; le ventre est plat, comme rétracté, offrant un peu de gargouillement. Quelques jours après, stupeur, délire, odeur typhoïde très-intense, quelques selles involontaires, rétraction du ventre plus prononcée — quinquina — morte vers le 11e jour de sa maladie.

Quinze jours auparavant, j'avais été voir à quatre lieues de là un homme de 45 ans, chez lequel la fièvre typhoïde me joua le même tour.

Ce malade morose et bilieux avait été refroidi pendant un voyage par un temps humide; il se plaignait depuis quinze jours de lassitude, de point de côté, et d'une toux médiocre avec des éblouissements; langue blanchâtre, rien du côté du ventre, pouls modéré — à l'auscultation quelques râles disséminés dans la poitrine — saignée. — je crois avoir affaire à une bronchite, surtout à cause du début lointain, mais cinq jours après, je retrouve tout l'appareil typhoïde dans son complet développement.

Sa maladie dura deux mois et lui fit subir toutes sortes d'épreuves; il fut mené trois fois sur le seuil de la convalescence, et la 4e il tomba dans la fosse. Il avait éprouvé de grands chagrins par la

perte d'une partie de sa fortune future, ses chagrins disparaissaient
sous la violence de la maladie pour revenir obséder son imagination
lorsque cette dernière s'apaisait.


Un de mes honorables confrères, qui fut appelé en
consultation vers la fin, et auquel j'établissais à-propos
de ces rechutes successives l'influence du physique sur
le moral, ne vit dans ces phénomènes qu'une question
de vitalisme, ne se doutant pas que quelques années
plus tard cette thèse si vaste et si obscure à la fois
retentirait sous les voûtes de l'Académie. Comme le
vitalisme fait pièces de tout, et qu'il a surtout revendiqué
les fièvres nerveuses, comme lui appartenant de droit,
il ne sera peut-être pas superflu d'effleurer ici ces grandes
questions à propos de ce dernier malade.

En effet, s'il est une place ou le vitalisme peut nous
montrer des faits, des accidents qui relèvent de son
empire, et où ses adversaires puissent l'écouter sans
dédain, elle se trouve avant tout dans la sensibilité de
conscience, et dans ce monde qui sépare l'âme de
l'organisme, ou plutôt dans lequel l'âme vient se
confondre avec l'organisme pour le subjuguer et le faire
agir. Ce malade éprouve de violents chagrins, il est
cruellement blessé dans son orgueil, dans son ambition,
dans l'avenir de ses enfants ; et lorsque par les soins de
son médecin, ses souffrances sont allégées, sa position
radoucie et ses espérances reconfortées, il retombe
écrasé par l'idée, par les fantômes de son imagination.
Est-ce à dire pour cela que le vitalisme doive reven-
diquer le retour de la maladie, comme un effet de sa
puissance, et doit-on dans ce fait retrancher tout ce que
l'organicisme pourrait prétendre comme lui appartenant?

nous ne le croyons pas ; au contraire, nous voyons que tout aboutit, comme partout et toujours, à ses conséquences. Le vitalisme pur, isolé, abstrait, n'est pas du domaine de la médecine ; son royaume n'est pas de ce monde.

Dans le fait qui précède, une idée morale domine, il est vrai, mais de quelle manière ; elle enlève au malade la paix intérieure, le sommeil, l'appétit, la réparation des forces ; elle agit en un mot sur la nutrition générale, elle empêche la cicatrisation des ulcérations intestinales, elle arrête l'élimination des produits morbides, et le sujet se trouve ainsi complètement usé par des accidents organiques, matériels, en un mot, et nullement par une fièvre nerveuse, par une action insaisissable du principe vital.

Les vitalistes, dans les questions qu'ils soulèvent, devraient imiter la sage réserve des physiciens et des astronomes, qui se donnent bien garde, dans l'étude et la discussion de tous ces phénomènes, dont l'échelle va de l'infiniment petit à l'infiniment grand, d'abstraire le principe qu'ils croient la source de ces prodiges, et de le séparer des effets matériels qui en sont la mesure et la condition ; lorsqu'ils vous démontrent les lois de l'attraction, de l'élasticité, etc., ils ne fixent pas notre esprit sur des entités, mais sur des attributs de la matière, attributs qui varient avec la matière, et se diversifient comme elle.

Nous ne devons donc jamais dégager les forces vitales de leurs effets matérialisés, au sein de la nature vivante, nous devons restreindre notre étude, au milieu des conditions d'organisation qui frappent nos sens, sous peine de nous perdre dans des subtilités inépuisables.

Et cela doit être si vrai qu'il y a non seulement de l'analogie, mais de la synergie entre les forces de la matière brute et celles de la matière animée; et si en se confondant, en se mélangeant, elles concourent au même but, il faut donc qu'elles dérivent d'un principe supérieur, qui peut être leur source commune. Qu'est-ce que la vie? sinon une nutrition incessante, qui a besoin de l'action simultanée des deux ordres de forces; et lorsque l'on soigne une maladie, ne s'adresse-t-on pas à cette nutrition en la dirigeant dans un sens ou dans un autre? Comme l'a dit M. Saurel, lorsque l'on soigne une pneumonie, le kermès employé ne va pas sur le poumon, mais au moyen de la solidarité des organes, il s'y fait sentir; la saignée est déplétive, elle diminue la nutrition générale et par suite celle du poumon; n'est-ce pas ce que l'on fait dans toutes les maladies? En tout et partout le médecin n'a donc jamais qu'à diriger des phénomènes matériels dont la cause première lui sera toujours impénétrable, ce qui me fait répéter avec M. le professeur Forget : On n'arrivera jamais à construire une physiologie et une pathologie sans physique et sans chimie; c'est à quoi l'on doit se résigner. Seulement on discutera longtemps, éternellement peut-être sur la part relative de ces trois éléments, la force vitale, la physique et la chimie.

Nous craignons bien que le vitalisme au pouvoir n'exerce sur les progrès de la médecine une influence moins bonne que celle d'un organicisme consciencieux; où pouvons-nous le saisir avec fruit, si ce n'est dans l'influence que le moral exerce sur le physique? les phénomènes matériels de la vie appartiennent seuls à la médecine, et nous n'avons d'action que sur cet être pétri du limon de la terre, soumis à des nécessités, à des vicissitudes terrestres; au-delà cet être ne nous appartient plus; voilà la raison d'être du règne immuable, des théories organiciennes en médecine, à condition qu'ils ne cesseront pas d'être animées par le souffle du spiritualisme.

Le vitalisme dit : la maladie est une fonction et non un accident. D'abord, l'idée de fonction implique celle d'un organe qui l'exécute ; or, quel est cet organe? de plus, l'idée de fonction implique l'idée d'harmonie, d'un *consensus* qui n'est pas toujours en rapport, en image avec la maladie. La vérité serait de dire : la maladie est un accident qui nécessite un travail fonctionnel de la part de l'économie pour réparer les effets de cet accident ou éliminer la cause qui le produit, travail auquel concourent tous les organes et qui a besoin d'être aidé, dirigé par le médecin.

Un homme jeune et vigoureux contracte une meningite; il est impossible de ne voir qu'une fonction dans cet accident; il y a certes autre chose, la mort peut s'en suivre; or, qu'est-ce qu'une fonction qui aboutit à la mort? Ce qu'il y a de fonctionnel, c'est que toutes les lois qui président à la santé s'arrêtent pour concourir suivant les forces qui restent, au travail de réparation, de réfection; la vitesse ou la lenteur du cours du sang, l'anorexie ou la soif, etc., sont les éléments, les agents de ce travail fonctionnel; il y a rougeur, stase de sang, production de pus : et si le malade résiste, si son *étoffe* ne rompt pas, l'absorption locale, aidée d'un mouvement plus énergique de la circulation générale, reprendra le sang, le pus pour débarrasser la place et ramener la santé.

Si l'on rapportait ces lois à toutes celles qui gouvernent le monde, le monde minéral comme le végétal, ou l'animal, on leur trouverait plus de simplicité et de réalité, parce que aidé de l'analogie on se ferait de leur présence ou de leur intervention une idée moins abstraite, moins obscure, moins personnelle ou romanesque ; la plante, lorsqu'elle est renfermée à l'obscurité, s'elève vers les fissures qui lui apportent un rayon de lumière ; la branche de l'arbre qui rencontre un obstacle le tourne et quitte sa direction première, l'écorce coupée, fendue, se remplit d'un suc qui répare la solution de continuité ; il ne faut pas plus nous étonner de ces phénomènes que de ceux produits par la pesanteur, la gravitation ; autrement nous pourrions bien retomber dans des explications analogues à celles qui traitaient de l'horreur de la nature pour le vide. Il est aussi dans l'organisation des êtres vivants, des phénomènes qui ne s'écartent guère de la simplicité de ceux-ci, et bien des actes trouveraient une explication facile dans le jeu simple et saisissable de la vie ; l'irritabilité organique joue à leur égard un rôle un peu dédaigné aujourd'hui, depuis que le vitalisme triomphe ; ce rôle s'explique bien aisément et bien clairement sans lui, c'est le rôle que la sensibilité de conscience joue au sein de notre activité physique et morale : On trouverait dans l'irritabilité organique, dans la perfection des sens à ses divers degrés, la raison d'être de bien des idiosyncrasies, de bien des tempéraments.

Voici encore de ces observations de fièvre typhoïde, dans laquelle cette irritabilité organique, cette sensibilité de conscience, atteinte dans sa faculté affective, domine l'organisation physique au point d'imprimer, à la maladie, une direction spéciale qui la dénature sans la faire cesser d'être elle-même.

Obs. IX. M. N. âgé de 28 ans.—Depuis deux mois, occupé au chevet de sa mère, de son père, de sa femme, atteints de fièvre typhoïde — Pendant huit jours, vertiges, faiblesse générale, diarrhée légère, douleur sus orbitaire, peu d'appétit, insomnie. Tout-à-coup, le 20 février, sentiment très-douloureux de constriction sternale, contracture des bras et des doigts pendant 10 minutes; la nuit il se lève plusieurs fois à son insu; je le trouve la face animée, les yeux assez brillants et hagards avec les pupilles normales, la langue blanche, le pouls à 100 de force moyenne, le ventre légèrement élevé et un peu douloureux, la diarrhée ayant cessé — rien dans la poitrine — pas de céphalalgie — je prévois un changement dans la maladie, un faux bond; je fais une saignée qui selon mon espérance est couenneuse — lavements — cataplasmes délayants — la nuit est agitée par un délire bruyant — frictions mercurielles sur l'abdomen.

22 février. Il est arrivé à ne plus reconnaître personne; il ne répond plus à mes questions, la face est animée, le pouls à 100, fort et dur — sudamina sur le cou — saignée de 12 onces — 12 sangsues aux mastoïdes — frictions mercurielles sur le cou et les tempes.

23. Même état — 4 centigr. de morphine.

24. A bien dormi, le délire a cessé; mais il crache sans cesse et très-abondamment, il me reconnaît très-bien, il semble par ses regards satisfaits me témoigner sa reconnaissance — rien à l'auscultation.

26. Diarrhée très-intense, ventre comme précédemment, grande soif, pâleur, abattement, yeux cerclés, stomatite légère (gar. — tis. — lavem. — catapl).

Cet état se prolonge encore une dizaine de jours, toujours empreint d'un cachet typhoïque, puis survient la convalescence; l'expectoration a continué avec la même abondance sans donner lieu à aucun phénomène auscultatoire.

Obs X. Une femme a présenté les mêmes phases à peu près que ce dernier; après avoir soigné son mari et ses cinq enfants, elle éprouve d'abord des douleurs jusqu'au bout des pieds, dit-elle, et surtout dans le dos; elle s'alite et me fait appeler le 4 avril — pouls dur, rémittent, langue chargée, soif modérée, envies de vomir, rien dans la poitrine, un peu de gargouillement dans le ventre, agitation nocturne, violente douleur au sinciput — égarement dans les idées — saignée de 12 onces, sang couenneux à bord retroussé.

6 avril. Même état — saignée — sirop diacode, état stationnaire jusqu'au 10 avril, sauf l'amélioration du côté des fonctions cérébrales — alors plaintes, tristesse, ventre très-élevé sans tension, langue moins humide, pression abdominale douloureuse — douleur dans la tempe gauche — médication émolliente — frictions mercurielles — l'état typhoïde reprend le dessus.

Le 15, stupeur dans les traits, râles crépitants en arrière de la poitrine — état abdominal plus mauvais, taches rosées — soif plus grande. Bref cet état s'exaspère jusqu'au 19 avril, puis s'améliore, et le 22 le ventre redevient plat, encore un peu sensible, la langue humide, le pouls naturel mais faible; — encore six selles. — Une convalescence mal dirigée et de mauvais traitements la firent mourir vers le 10 mai.

La première de ces maladies est remarquable à plus d'un titre; elle était digne de la méditation des anciens. Le début annonce bien une fièvre typhoïde, puis dans le second septenaire une méningite éclate, avec un appareil d'une certaine gravité, fait taire la fièvre typhoïde qui semble lui céder la place, et s'assoupir à côté d'elle; vers le 14e jour, jour critique au dire d'Hippocrate, il s'opère une crise par les muqueuses pulmonaires; après quoi la fièvre typhoïde reprend son cours interrompu et conduit le malade encore assez longtemps, quoique doucement.

Le traitement n'a pas été étranger à ce succès; les saignées et les frictions mercurielles ont préparé la coction, et dès le moment que le phénomène décrétoire va s'accomplir, une potion opiacée prépare et maintient le calme, prélude de la guérison, qui survient de cette manière graduelle que les anciens appelaient lysis.

Que serait-il advenu, si au lieu du traitement anti-phlogistique, la médecine évacuante eût été employée de préférence? Il est permis de supposer qu'en ramenant la fluxion du côté de l'intestin, elle aurait pu aggraver, par une stimulation intempestive, l'état des ulcérations intestinales qui n'ont pas eu, grâce à l'épigenèse, leur déploiement complet.

Nous compléterons ces réflexions en empruntant à M. Gentrac ce qui suit : « Dans le cours des phlegmasies on a souvent à constater ces mutations de lieu. L'affection sans changer de nature change de domicile et produit des phénomènes qui n'ont de nouveau que le masque emprunté à la localité. Souvent, il est vrai, en chan-geant de lieu, l'affection semble non seulement revêtir une forme nouvelle, mais prendre une nature essen-tiellement différente.

La seconde observation confirme encore la valeur de la première; après le malaise habituel aux premiers jours de l'entérite folliculeuse, nous avons au début, une complication cérébrale qui devient prédominante ; puis jugulée en quelque sorte par le traitement antiphlo-gistique, elle rend à la première tous ses droits.

Il est à remarquer que ces deux malades ont été pendant deux mois occupés à soigner leurs familles, et que ces soins ont été la cause de fatigues, de soucis et de chagrins prolongés. Nul doute que la saignée n'ait été très-utile dans les deux cas, et ces faits justifient l'opi-nion de M. Forget, qui veut que l'on distingue les cas, et qui admet des formes dans lesquelles il puise les indications du traitement antiphlogistique.

C'est le cas ici de parler de l'état du sang. Il est des pathologistes qui admettent indifféremment qu'il soit ou non couenneux, n'y rattachant aucune signification importante. C'est là une manière de voir trop facile. Il doit y avoir des causes de cette différence ; et le traitement, comme on vient de le voir, ne doit pas rester étranger à ces causes.

D'après nos observations, le sang n'est pas couenneux dans la fièvre typhoïde pure, quelle que soit la situation humorale du sujet lorsqu'il tombe malade ; mais qu'il survienne une phlegmasie quelconque, le sang ne tarde pas à la révéler par son caractère extérieur, l'augmentation de la fibrine ; voilà ce qu'il importe réellement de bien établir aux yeux du praticien vigilant.

Ainsi déjà, d'après Rœder et Wagler, M. Forget nous apprend que même dans l'état avancé de la maladie, le sang revêt les apparences phlogistiques, lorsqu'il survient des complications inflammatoires, et c'est encore ce que nous démontrent la plupart des observations de ce savant maître. Il n'est pas toujours facile d'ailleurs de découvrir une inflammation au milieu de tous les symptômes de la fièvre typhoïde, elle peut s'y trouver à l'état latent pour ainsi dire ; et, d'après les recherches de M. Louis, elle trouverait en elle des éléments tout préparés. De ce qu'un observateur ne l'a pas trouvée, il ne s'ensuit pas qu'elle ne doive pas être, car elle n'éclate pas toujours dans un rayon aussi étendu que celui des poumons ou des meninges.

Ne serait-ce pas ici le lieu de présenter cette réflexion, que si l'entérite folliculeuse est constituée par une altération du sang, par un défaut de fibrine, la coïncidence d'une phlegmasie, en faisant passer ce défaut à l'excès, ne devrait-elle pas suffire pour annuler l'élément typhoïde, et même le faire disparaître ? Cette considération a peut-être suffi pour détruire aux yeux de plusieurs pathologistes la valeur de l'intoxication du sang, comme élément primitif.

Nous avons vu par l'obs. VI que l'entérite folliculeuse est quelquefois accompagnée, dans son début, par des accès de fièvre intermittente, accès qui peuvent reparaître à son déclin : cet épiphénomène n'est-il qu'une complication, ou dépend-il de la lésion primitive ? On aurait bien des raisons de croire qu'il est un des indices de l'intoxication typhoïque ; car c'est surtout en temps d'épidémie qu'on peut le constater le mieux. Cette manière de voir n'est pas sans valeur quand on lui oppose l'intermittence qui accompagne la phthisie et le cancer, intermittence qui puise aussi sa source, comme l'a avancé M. Délioux (1), dans la situation humorale des individus. On pourrait même faire une sorte de rapprochement entre le miasme paludéen et le miasme générateur de la fièvre typhoïde, ou du moins de leur propagation ; il y a là une étude à faire et dont M. Roche, dans ses lettres sur le choléra (2), a déjà donné une brillante esquisse. Quoi qu'il en soit, nous avons déjà remarqué que les saisons les plus humides et les pays marécageux sont surtout favorables au développement de la fièvre typhoïde ; nos villages marécageux en sont atteints plus souvent que ceux qui gisent sur un sol perméable, et

(1) Bulletin de thérapeutique.
(2) Union médicale.

habituellement sec ; d'autre part, nos observations relatent la présence des fièvres intermittentes avec la fièvre typhoïde, surtout dans ces cinq dernières années. Pendant le printemps humide de 1855, on s'occupa à de grands travaux de défrichement près du village de **T.**, voisin d'une plaine habituellement marécageuse ; des fièvres intermittentes et typhoïdes s'y développèrent en grand nombre, et ne cessèrent qu'à l'arrivée d'un temps sec.

On peut donc admettre l'intermittence dans les cas de fièvre typhoïde, comme une dépendance essentielle de sa nature, et non pas comme une superposition ; bien plus, elle est le signe précurseur d'une gravité de premier ordre. Mais elle peut encore s'offrir comme le résultat d'influences climatériques, au point de donner à la fièvre typhoïde toute l'apparence d'une fièvre rémittente grave : en voici un exemple trop remarquable pour le passer sous silence.

Obs. XI. Un jeune garçon de 15 ans, de constitution un peu chétive, après des travaux de labour au-dessus de ses forces, tombe malade le 2 juillet 1856, se plaignant de mal à la tête et de ne sentir ni bras ni jambes. Il avait habité les jours précédents un village où la fièvre typhoïde régnait concurremment avec des fièvres intermittentes.

Le 4, léger frisson, puis égarement des idées, cris violents, fureur, agitation désordonnée ; cela dure de 10 heures du soir à 5 heures du matin, puis le calme survient avec une sueur très-légère — peau sèche, soif modérée, anorexie, langue chargée, visage tiré, pâle et jaune, yeux égarés et languissants, un peu de gargouillement abdominal commençant ; léger souffle au premier bruit du cœur, rien dans la poitrine ; pouls lent et sans force — (lavement avec sulf. de quinine — 0,30 de sulf. de quinine à prendre tous les matins — bouillon).

Les accès se répètent jusqu'au 8 en anticipant chaque fois de 3 à

5 h. : il ne survient ni frissons, ni sueurs, il n'y a pas d'urines briquetées.

Jusqu'au 12, le malade reste dans un état d'indifférence, de prostration qui n'annonce pas une guérison prochaine, malgré la disparition des accès ; la céphalalgie redouble, la langue devient sèche et glutineuse, la peau plus chaude, le pouls plus large et plus fébrile ; épistaxis abondantes, surdité, crépitation et douleur dans toute la région abdominale ; douleurs et crampes dans les jambes, grande faiblesse — sudamina sur la poitrine — marbrures rosées — (frict. merc. sur le ventre — lavem. emoll. catapl. limonade — diète.

Cet état se continue jusqu'au 20, alors l'état du ventre s'améliore, et la fièvre s'apaise ; il y a des alternatives de constipation et de diarrhée fétide, en même temps que le malade paraît dans un état typhoïde bien dessiné ; je le mets aux lotions et aux tisannes de quinquina, à l'extrait de quinquina ; et le 24 août il peut à peine se lever une heure, présentant encore à cette époque le ventre empâté et douloureux, suite d'un régime mal suivi, d'une nourriture trop substantielle.

Pringle avait déjà observé ce mélange des fièvres intermittentes, et rémittentes avec la fièvre typhoïde ; ainsi dans un passage de sa belle dissertation sur les maladies des armées, il s'explique ainsi : « Lorsque l'épidémie fut à son plus haut point, les intermittentes et les rémittentes parurent en prolongeant et en doublant leurs paroxysmes, se changer fréquemment en fièvre continue putride et dangereuse : » Cette assertion, qui renferme une erreur bien pardonnable en raison de l'anatomie pathologique de cette époque, a une grande valeur pour nous, qui reconnaissons des fièvres typhoïdes, en temps d'épidémie, si légères à côté d'autres si graves, si faciles à guérir à côté d'autres si désespérantes ; si Pringle eut connu l'importance des lésions intestinales, il se fût parfaitement bien expliqué ce

changement de nature de la maladie, qui lui eût paru
dès lors une continuité, une évolution naturelle. Mais
ce qui mérite surtout dans sa dissertation, l'attention
du praticien, c'est qu'il recommande la saignée dans les
premiers temps de la maladie, et cela parce qu'il a été
forcé de s'en servir, c'est qu'il nie la puissance du quinquina qu'il accuse de produire de la tympanite, c'est
qu'il ne le reconnaît souverainement utile que pour
combattre la débilité finale surtout quand la poitrine
n'est pas prise. Voilà des idées très-remarquables et qui
prouvent le tact et la sagacité du médecin anglais.

D'après cela et l'observation qui précède nous oserons
nous élever contre l'opinion de ceux de nos contemporains qui regardent l'entérite folliculeuse comme une
maladie purement nerveuse, analogue aux fièvres intermittentes; si chez notre malade, il y a eu fièvre
rémittente au début, la maladie principale, essentielle,
c'est-à-dire l'entérite folliculeuse est restée constamment
indépendante sans laisser altérer ses caractères; des cas
pareils n'ont rien de pernicieux que les symptômes
trompeurs par lesquels on se laisse fasciner.

Quelques années auparavant nous avions soigné une
jeune fille de 20 ans, présentant à peu près les mêmes
accidents que ceux précités; nous insistâmes trop lon-
guement sur l'emploi du sulfate de quinine précédé
pourtant de l'ipécacuanha, nous ne saisîmes pas une
lueur d'amélioration, suite d'un bain prolongé, amélioration qui aurait dû nous mettre sur la voie de l'élément
inflammatoire, et vers le 10<sup>e</sup> jour l'état typhoïde surgit
dans toute sa force et enleva la malade. Ce qui prouve
combien l'exclusivisme est dangereux lorsqu'il domine
la médication de l'entérite folliculeuse, et qu'il ne sait

pas faire la part de tous les éléments qui s'y rencontrent.

Lorsque l'on parle des rechutes causées par un commencement d'alimentation, on doit faire sourire ces ennemis de l'abstinence, qui regardent les sensations spéciales, directrices vigilantes des besoins de l'économie, comme des conseillères menteuses; la faim ou l'anorexie, l'appétence ou le dégoût des aliments, une bonne ou une mauvaise digestion, voilà des phénomènes que des médecins pusillanimes et timorés peuvent seuls respecter aujourd'hui; le grand praticien, le praticien agissant en un mot doit nourrir ses malades pendant la fièvre typhoïde, au risque de nourrir la fièvre elle-même : et pourtant l'animal malade donne tous les jours l'exemple de l'abstinence : dans notre siècle si physiologiste, si expérimentateur, on ne tient plus compte de l'expérience, ni des lois admises et sanctionnées par le temps; le mal, dans l'étude des faits médicaux, c'est qu'on les étudie avec un parti pris et dont on ne veut pas revenir; on applique ses convictions avec un sentiment d'orgueil et d'égoïsme qui donne aux objets l'aspect d'un positivisme perfide et qui fait souvent voir Ithaque là où s'élève Salente; on ne se souvient pas assez qu'en médecine le doute est la sagesse du sage.

Et pourtant cette question de l'abstinence est bien simple et l'on ne croirait jamais qu'elle pût servir de brandon de discorde. A part cet axiome banal, que quand on n'a pas faim, on ne doit pas manger, on a des signes qui annoncent que cette pléthore factice, suscitée par la fièvre, va faire place à un besoin réel de réparation : ainsi, par exemple, dans la fièvre typhoïde, après un certain laps de temps, vers le 5ᵉ ou 4ᵉ septenaire, si la soif est éteinte, ainsi que la chaleur de la peau, si la langue est plus lisse et plus humide, le pouls calme et sans raideur, si avec cette amélioration évidente, il est survenu un commencement de bon sommeil qui se perd et se retrouve agité, c'est le signe qu'il faut nourrir doucement et modérément. Dans l'état de santé, chaque homme a une capacité déterminée pour l'alimentation; la maladie la lui fait perdre, et lorsqu'elle renaît, ce n'est que dans des proportions infiniment modérées et qui s'élèvent peu à peu, avec cette graduation empreinte dans tous les actes de la nature, qui hait les transitions brusques. Que d'accidents sont survenus par suite de l'infraction à cette règle, tous les médecins sont à même d'en rapporter de nombreux exemples.

Nous citerons pour notre part l'observation suivante qui rappelle un certain genre de phénomènes dont on ne s'est pas encore occupé.

Obs. XII. M^{me} B., âgée de 42 ans, grande, bien développée et de bonne santé habituelle, toujours bien réglée, va soigner sa mère dans un village voisin, où règne la fièvre typhoïde (11 malades graves). Quelques jours après son retour, elle me fait appeler et présente tous les signes d'une entérite folliculeuse de moyenne intensité. Vers le 24^e jour, l'amélioration s'annonce et amène une légère sensation de faim. 2 bouillons, puis 3, puis semoule et panade. Le pouls redevient un peu plus fort, les forces n'augmentent pourtant pas — vers le 52^e jour la malade se trouve à son aise, et se trouve engagée à outrepasser mes prescriptions : le lendemain vers 2 h. du matin, froid général, oppression à l'épigastre, sensation d'arrêt du cœur, crainte d'une mort brusque, état syncopale, faiblesse de la voix ; cette crise dure quelques heures, puis se passe en laissant un sentiment de prostration et de mélancolie ; ils se répétèrent 8 fois dans les dix jours suivants ; le ventre redevint empâté et ballonné. Je prescrivis des potions éthérées, du quinquina et du sulfate de quinine, mais ce qui guérit la malade et la remit en bon chemin, ce fut la prescription d'une diète sévère, dont elle se félicita plus tard avec moi.

J'avais déjà observé des accidents analogues chez une autre malade, je les ai notés dans une observation trop longue pour être relatée ici. On doit croire qu'ils dérivent d'une affection mal déterminée du grand sympathique, développée peut-être par le dérangement des cicatrices de l'intestin, ou par un état irrégulier de pléthore abdominal : c'est tout ce que nous osons en dire par prudence et réserve, laissant l'appréciation de ces faits à des observateurs plus habiles.

L'affection du tissu pulmonaire, comme compagne de l'entérite folliculeuse, a trop d'importance pour qu'on n'en dise pas un mot : M. Thirial a écrit un mémoire très-intéressant sur ce sujet, et a prouvé que cette complication a quelquefois trompé l'œil des médecins les plus exercés. Nous avons eu un cas de fièvre typhoïde pendant laquelle les signes abdominaux sont restés muets, tandis que toute l'étendue de la poitrine était le siége d'un râle muqueux très-abondant, accompagné d'altération des bruits du cœur; la fin et le commencement de la maladie nous ont seuls démontré clairement à quelle nature d'affection nous avions affaire. Cette complication, dont on ne se rend pas encore bien compte, donne matière à bien des doutes, et à des opinions peut-être trop exclusives; par exemple, on ne veut voir en elle que le résultat du decubitus, ou de la maladie du sang; cela y entre pour cause, en effet, mais pas toujours, et très-souvent l'affection pulmonaire dérive de la prédominance de l'état inflammatoire, ou de toute autre cause étrangère à la situation typhoïde; ainsi, chez les malades en délire qui se découvrent et sortent de leur lit presque nus, le médecin trouvera toujours une maladie de poitrine dont les signes tiennent autant de la sibilance bronchique, et parfois du râle crépitant sec de la pneumonie, que de ce râle gras, mou, caractéristique des engouements hypostatiques du poumon; c'est un fait qu'il est très-important de distinguer, parce que le traitement peut grandement venir en aide au médecin, qui, en présence de ces cas, ne se contente pas, suivant une expression très-célèbre, de faire une froide méditation sur la mort.

Nous nous arrêterons ici, demandant pardon à nos confrères d'avoir eu la témérité d'écrire sur un sujet que des maîtres illustres ont traité d'une manière si complète et si sûre. Mais comme nous sommes entré dans cette voie, depuis si longtemps battue, libre de toute opinion, de toute pression de parti ou de doctrine, que nous n'avons fait que relater sans passion ce que nous avons pu lire dans ce grand livre de la nature ouvert à tous les yeux; comme, d'un autre côté, nous sommes avide d'une synthèse qui vienne rallier nos forces isolées et éparpillées, et que nous croyons fermement que cette synthèse peut s'accomplir, grâce à la doctrine des éléments, qui a été la cause de nos plus beaux succès, nous osons espérer l'indulgence des confrères qui nous feront l'honneur de nous lire, nous osons espérer que ce désir d'un ralliement ou d'une synthèse, dont nous avons établi la nécessité en commençant, ne sera pas une vaine et futile aspiration, la conformité de nos convictions scientifiques pourra seule rendre inébranlable cette association matérielle et morale à laquelle on nous convie chaque jour avec trop de confiance peut-être.